改訂版

# 予防接種マニュアル

聖マリアンナ医科大学教授
聖マリアンナ医科大学横浜市西部病院長
編著　加藤　達夫

予防接種の問題点

基礎疾患をもつ者への予防接種

予防接種の副反応

予防接種総論

株式会社 新興医学出版社

# 執筆者一覧（執筆順）


小林　秀幸　（厚生労働省医薬食品局血液対策課）
加藤　達夫　（聖マリアンナ医科大学横浜市西部病院病院長）
山本　光興　（山本小児科医院院長）
神谷　　齊　（国立病院機構三重病院名誉院長）
高見沢昭久　（財団法人阪大微生物病研究会観音寺研究所）
山西　弘一　（独立行政法人医薬基盤研究所理事長）
岡部　信彦　（国立感染症研究所感染症情報センターセンター長）
大矢　達男　（立教大学社会学部教授・立教大学診療所所長）
小倉　英郎　（国立病院機構高知病院副院長小児科）
庵原　俊昭　（国立病院機構三重病院院長）
富樫　武弘　（私立札幌病院院長）
岡田　賢司　（国立病院機構福岡病院小児科医長）
宮崎　千明　（福岡市立西部療育センター長）
森　　　亨　（財団法人結核予防会結核研究所所長）
前川　喜平　（神奈川県立保健福祉大学人間総合専門基礎科長・教授）
野中　善治　（昭和大学横浜市北部病院こどもセンター助教授）
小板橋　靖　（聖マリアンナ医科大学小児科教授）
生駒　雅昭　（聖マリアンナ医科大学小児科講師）
横田　俊平　（横浜市立大学医学部小児科学教授）
後藤　彰子　（神奈川県立こども医療センター所長）
稲松　孝思　（東京都立老人医療センター感染症科部長）
宮津　光伸　（名鉄病院予防接種センター部長）
遠藤　郁夫　（浜町小児科医院理事長）
横田俊一郎　（横田小児科医院院長）
崎山　　弘　（崎山小児科理事長）
吉田　　忠　（日本小児科医会公衆衛生委員会委員長）

# 序　文

平成 6 年 10 月、予防接種法が改正され一定の疾患に対して、接種対象者は予防接種を受けるように努めなくてはならないと変更された。同時に安全な予防接種体制の整備を行うために、予診の徹底、個別接種の推進、国民、接種医師等への適切な情報提供の推進が定められた。これによって接種対象者には厚生省から「予防接種と子どもの健康」という解説書が手渡され、一方接種側には厚生省監修による「予防接種ガイドライン」が配布された。その後、平成 11 年からは高齢者へのインフルエンザワクチンが定期接種となり、その際 1 類疾病と 2 類疾病が対象疾患として区別された。また平成 15 年からは小中学生のツベルクリン検査が廃止されるに伴い彼らへの BCG 接種もなくなった。さらにテロに対応すべく平成 15 年からは天然痘が 1 類疾病となった。また平成 17 年 4 月からは乳幼児へのツベルクリン検査は廃止され、できる限り生後 6 ヵ月までに、遅くても生後 12 ヵ月までに直接 BCG を定期接種することになった。さらに今後麻しん、風しんワクチンは、2006 年 4 月より経過措置期間はおかれるものの，1 期接種、2 期接種と 2 回接種する予定となる。2005 年 5 月には厚生労働省による日本脳炎ワクチンの積極的勧奨が行われなくなり、また、2005 年 8 月からは日本脳炎第 3 期接種が中止された。

これらを勘案して新興医学出版社が「予防接種マニュアル」の改訂を企画された。初版に加筆がなされ、また新しい視野からも改訂がなされることは喜ばしい限りである。

本著はわが国の各方面の第一人者にご多忙のところ寄稿いただいている。各執筆の先生方に感謝申し上げるとともに、本著が新しい時代の予防接種の解説書として諸先生のお役に立てることを心から願っている。

平成 17 年 12 月

加藤達夫

# 目 次

## 1章 予防接種総論

# 2章 予防接種の副反応

## 3章 基礎疾患をもつ者への予防接種

## 4章
# 予防接種の問題点

# 1章

# 予防接種総論

第 1 章

# 予防接種総論

## I．現行の予防接種制度の概要

予防接種法は「伝染のおそれのある疾病の発生および蔓延を予防するために、予防接種を行い、公衆衛生の向上および増進に寄与するとともに、予防接種による健康被害の迅速な救済を図ること」(法第1条) を目的とした基本的な衛生法規のひとつである。昭和23年の制定後、予防接種をめぐる医学的、社会的状況などの変化に応じ幾度かの法改正が行われ、対象疾患の見直しをはじめ、制度の充実が図られてきた。現行制度の基本骨格は、平成5年の公衆衛生審議会答申「今後の予防接種制度のあり方について」をふまえた平成6年の法改正により制度化されたものである。

### A．努力義務接種・勧奨接種

予防接種は、かつて (平成6年法改正以前) は国民に対して接種を義務づけることにより推進されてきた。しかし、国民と予防接種の関係が変化するなかで、国民の理解と協力を求めて自覚を促すことによって、国民が自ら進んで予防接種を受ける意志を持つことが望ましいとの考え方により、現行の予防接種 (1類疾病) の責務規定は「受けるよう努めなければならない」(努力義務) とされている。

努力義務は、解釈のしようによっては「予防接種は受けなくてもよい」という任意接種とも理解されがちではあるが、とりわけ法律に基づいて行われる予防接種は、個人の疾病予防にとってもきわめて有効な手段であり、かつ、社会における疾病の蔓延を防止するという観点から、その意義・重要性は従前と何ら変わることはない。高い接種率を確保するため、国および地方公共団体では種々の施策を講じて国民に予防接種を積極的に勧奨することとされていることから、現行の予防接種は「勧奨接種」と呼ばれることもある。

## B．対象疾患

平成 6 年の改正では、① 疾病の症状経過が重篤または重症後遺症を残し、疾病を予防する必要性が高いこと、② 予防接種が有効であり、当該疾病を抑制できるものであること、③ 予防接種以外に有効な予防方法・治療方法がないこと、④ 重い副反応が少なく、安全性が高いこと、などに着目して対象疾患の見直しが行われ、「ジフテリア、百日咳、急性灰白髄炎、麻しん、風しん、日本脳炎および破傷風」の 7 疾患が対象疾患とされた。

また、平成 13 年の法改正では、従来から行われてきた「発生および蔓延の防止」を目的として予防接種を行うもの（上記 7 疾患）を「1 類疾病」とし、「個人の発症または重症化を防止し、あわせてこれにより蔓延の予防に資するもの」を「2 類疾病」とする対象疾患の類型化が行われ、インフルエンザが 2 類疾病として対象疾患に追加された。2 類疾病は、個人の重症化予防という個人の選択による部分が大きいため、努力義務が課されておらず、接種を受けるか否かは接種対象者各自の判断に委ねられている。

図 1 に現在、法律に基づき実施されている予防接種を示す。なお、BCG の予防接種は、結核予防法に基づき実施されている。

## C．より有効かつ安全な予防接種体制の整備

接種対象者が、安心して自発的に予防接種を受けやすい環境・条件を整備するという観点から、① 予診を重視した個別接種化の推進、② 普及啓発の推進、③ 関連情報の収集提供システムの整備、などが図られている。

### 1．予診を重視した個別接種化の推進

予防接種は、ときに発熱、発赤・腫脹・発疹などの副反応を生じさせることがあるだけでなく、ごくまれに死亡、神経障害などの重篤な副反応を生じ

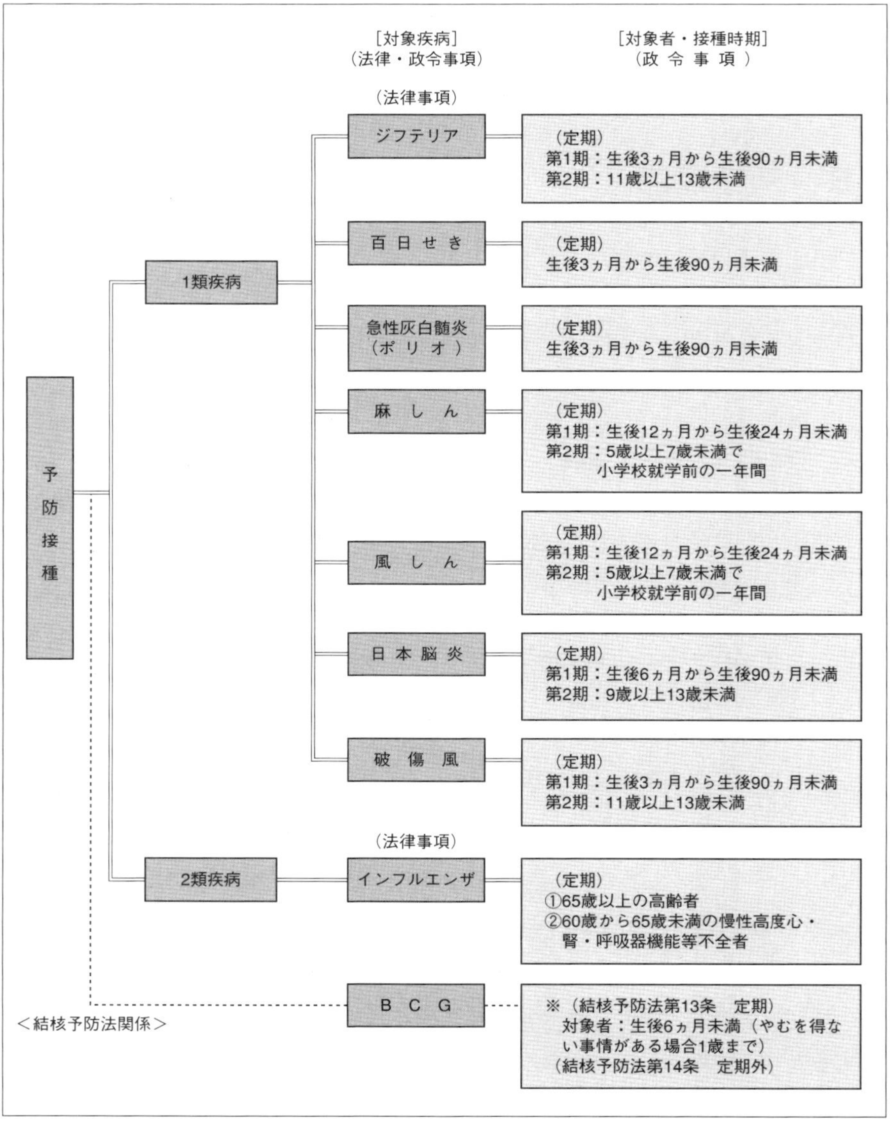

［対象疾病］
（法律・政令事項）
［対象者・接種時期］
（政令事項）
予防接種
1類疾病
（法律事項）
ジフテリア
（定期）
第1期：生後3ヵ月から生後90ヵ月未満
第2期：11歳以上13歳未満
百日せき
（定期）
生後3ヵ月から生後90ヵ月未満
急性灰白髄炎（ポリオ）
（定期）
生後3ヵ月から生後90ヵ月未満
麻しん
（定期）
第1期：生後12ヵ月から生後24ヵ月未満
第2期：5歳以上7歳未満で小学校就学前の一年間
風しん
（定期）
第1期：生後12ヵ月から生後24ヵ月未満
第2期：5歳以上7歳未満で小学校就学前の一年間
日本脳炎
（定期）
第1期：生後6ヵ月から生後90ヵ月未満
第2期：9歳以上13歳未満
破傷風
（定期）
第1期：生後3ヵ月から生後90ヵ月未満
第2期：11歳以上13歳未満
2類疾病
（法律事項）
インフルエンザ
（定期）
①65歳以上の高齢者
②60歳から65歳未満の慢性高度心・腎・呼吸器機能等不全者
＜結核予防法関係＞
BCG
※（結核予防法第13条 定期）
対象者：生後6ヵ月未満（やむを得ない事情がある場合1歳まで）
（結核予防法第14条 定期外）


**図1 法律に基づく予防接種の種類・対象者等**

※平成17年7月の予防接種法施行令改正により、従来実施されてきた日本脳炎の第3期の予防接種が廃止された。また、平成18年4月1日より、麻しんおよび風しんの予防接種の対象者・対象時期が上記のように変更され、接種液としては乾燥弱毒生麻しん風しん混合ワクチン（MRワクチン）が使用される。

※予防接種法施行令で、痘そうが1類疾病に定められているが、生物テロなどにより蔓延の危険性が増大した場合に、臨時の予防接種として実施が想定されており、現在は実施されていない。

させることがある。こうした予防接種による副反応の発生をできるだけ少なくするために、予診・問診に関する規定が法律に盛り込まれ、その重要性が強調されている。

また、かつては保健センターや学校などで集団接種が一般的に実施されていたが、現在では、被接種者の健康状況を日ごろから把握しているかかりつけ医のところで、その日の健康状態についてよく相談したうえで予防接種を行う「個別接種」が原則である。

### 2．普及啓発の推進

国民に対し、予防接種の対象疾患の特性、有効性、副反応その他について正しい知識の普及を図り、予防接種を受けるにあたっての判断材料を提供するための資料として「予防接種と子どもの健康」などのパンフレットを配布している。

また、予防接種従事者向けには、さらに詳細な情報を盛り込んだ「予防接種ガイドライン」、予防接種の事故などを防止するための留意事項をまとめた「予防接種間違い防止の手引き」などを作成し、配布している。

### 3．関連情報の収集提供システムの整備

予防接種による副反応の発生状況について正確に把握し、各ワクチンごとの詳細な健康影響実態を明確にし、その情報を国民や関係者に提供するため、医療機関などからの予防接種後副反応報告書を収集するとともに、予防接種後健康状況調査事業を実施している。

また、感染症流行予測調査事業により、予防接種法対象疾患の血清疫学調査および感染源調査を全国規模で実施し、予防接種制度の充実・改善に役立てている。

## D．予防接種健康被害救済制度

予防接種実施後に健康被害が生じた者に対し迅速に救済することは、予防接種制度への信頼を確保し円滑な接種体制を確保するためにも必要である。そのため、昭和 45 年から閣議了解に救済措置がなされてきたが、昭和 51 年

の予防接種法改正で救済制度が法制化された。さらに、平成6年改正では、法の目的規定に加えられるとともに、救済措置の充実が図られた。

健康被害認定を受けるようとする者は、必要書類を添えて市町村に申請し、市町村から都道府県を経由して厚生労働大臣の認定を求めることとなっている。厚生労働大臣は、大臣の諮問機関である「疾病・障害認定審査会」の意見を聞いたうえで、認定の可否を決定する。

## E. 今後の展望

ワクチン予防可能疾患の流行状況、予防接種に対する歴史的経緯や国民の認識は、各国によって大きく異なるため、いずれの国においてもその国独自の予防接種体制が構築されている。かかる背景を念頭におきつつ、諸外国の予防接種制度の長所に習い、時代時代にあったものとなるよう、予防接種の実施方法、対象疾患等を定期的に見直し、制度の発展を図っていく必要がある。

最近では、SARSや新型インフルエンザ、ウエストナイル脳症をはじめとする新興再興感染症対策としての予防接種の重要性が認識されつつある。接種要注意者として従来は慎重な扱いがなされてきた基礎疾患を有する者などへの接種機会確保への理解が高まりつつある。また、感染機会の高い医療従事者などハイリスク者への予防接種の必要性も指摘されている。

従来は、予防接種の副反応などのネガティブ情報を被接種者が知れば接種率が低下するのではないかとの懸念から、ともすれば積極的な情報開示が躊躇される傾向にあったことは否めないが、安全性に関する国民の価値観やニーズが多様化・高度化するなかで、副反応などの情報についても国民に正確に提供し、理解を得ることが予防接種の積極的な推進にあたって不可欠となっている。

科学的根拠に基づく予防接種行政の推進のため、予防接種に関する科学的知見のさらなる蓄積を図る必要があり、関連分野の研究者や臨床家、行政担当者のいっそうの理解と尽力が期待される。

(小林 秀幸)

第 1 章

# 予防接種総論

## Ⅱ．日本で許可されているワクチンと接種方法

日本で製造され発売されているワクチンのうち予防接種法に定められているワクチンに関して簡便に記述する。そのほかのワクチンに関しては表 1 に一覧する。

### A．法で接種を定められているワクチン

#### 1．経口生ポリオワクチン（セービン）

急性灰白髄炎の予防に使用する。ワクチン 1 人分あたり（0.05 m*l*）の弱毒ポリオウイルス含有量が、Ⅰ型 $10^{55}$〜$10^{65}$、Ⅱ型 $10^{45}$〜$10^{55}$、Ⅲ型 $10^{50}$〜$10^{60}$CCID になるよう調整された透明な液剤である。本剤は室温で融解後よく振って十分混和させたあと、瓶の栓を取り外し直接滅菌済みの経口投与器具に注入して 0.05 m*l* のラインまで吸い上げ口内に投与する。

#### 2．乾燥 BCG ワクチン（経皮用）80 mg、40 mg

本剤は生きたカルメットゲラン菌を含む乾燥製剤で添付の溶剤を加えると白色、淡黄色の混濁した液となる。結核予防法施行規則：経皮接種要項に準拠して使用する。皮内に接種すると強い局所反応を呈するので絶対注射してはならない。溶剤を加えたものを上膊外側のほぼ中央に滴下塗布し経皮接種針を用いて経皮接種する。

JCLS 88002-481

**表1　ワクチン類会社別製造輸入**

| 品名 ＼ 会社名 | 武田 | 北里 | 化血 | 阪大 | デンカ | 細化 | BCG | ポリオ | ミドリ十字 | 塩野義 | 万有 | 三菱化成 | SBS |
|---|---|---|---|---|---|---|---|---|---|---|---|---|---|
| インフルエンザワクチン（インフルエンザウイルスワクチン） | | ● | ● | ● | ● | ● | | | | | | | |
| インフルエンザ HA ワクチン | ● | ○ | ○ | ○ | ○ | ○ | | | | | | | |
| 日本脳炎ワクチン | ○ | ○ | ○ | ○ | ○ | ○ | | | | | | | |
| 乾燥日本脳炎ワクチン | ● | ○ | ○ | ○ | ○ | | | | | | | | |
| 不活化狂犬病ワクチン | | ● | ● | | | | | | | | | | |
| 乾燥組織培養不活化狂犬病ワクチン | | | ○ | | | | | | | | | | |
| 沈降 B 型肝炎ワクチン | | ● | ● | | | | | | ● | | □ | | |
| 組換え沈降 B 型肝炎ワクチン（酵母由来） | | | ○ | ○ | | | | | | □ | | | □ |
| 組換え沈降 B 型肝炎ワクチン（チャイニーズハムスター） | | | | | | | | | | | | □ | |
| 痘そうワクチン | ● | ● | ● | ● | | ● | | | | | | | |
| 乾燥痘そうワクチン | ● | ● | ● | ● | | | | | | | | | |
| 細胞培養痘そうワクチン | | | | | | | | | | | | | |
| 乾燥細胞培養痘そうワクチン | | | | | | | | | | | | | |
| 乾燥弱毒生麻しんワクチン | ○ | ○ | | ○ | | | | | | | | | |
| 乾燥弱毒生おたふくかぜワクチン | ○ | ○ | ○ | ○ | | | | | | | | | |
| 乾燥弱毒生風しんワクチン | ○ | ○ | ○ | ○ | | | | | | | | | |
| 乾燥弱毒生麻しんおたふくかぜ風しん混合ワクチン | ● | ● | | ● | | | | | | | | | |
| 乾燥弱毒生水痘ワクチン | | | | ○ | | | | | | | | | |
| 経口ポリオワクチン | | | | | | | | ○ | | | | | |
| 黄熱ワクチン | □ | | | | | | | | | | | | |
| 発しんチフスワクチン | | | ● | ● | ● | | | | | | | | |
| コレラワクチン | ● | ○ | ○ | ○ | ○ | ● | | | | | | | |
| 腸チフスパラチフス混合ワクチン | | | ● | | | ● | | | | | | | |
| 乾燥 BCG ワクチン | | | | | | | ○ | | | | | | |

## 一覧表（平成 17 年 11 月 1 日）

| 会社名 / 品名 | 武田 | 北里 | 化血 | 阪大 | デンカ | 細化 | BCG | ポリオ | ミドリ十字 | 塩野義 | 万有 | 三菱化成 | SBS |
|---|---|---|---|---|---|---|---|---|---|---|---|---|---|
| 沈降精製百日せきジフテリア破傷風混合ワクチン | ○ | ○ | ○ | ○ | ○ | | | | | | | | |
| 肺炎球菌ワクチン | | | | | | | | | | | □ | | |
| ワイル病秋やみ混合ワクチン | ● | | | | ○ | | | | | | | | |
| 成人用沈降ジフテリアトキソイド | | | | ○ | | | | | | | | | |
| ジフテリア破傷風混合トキソイド | ● | ● | ● | ○ | ○ | ● | | | | | | | |
| 沈降ジフテリア破傷風混合トキソイド | ○ | ○ | ○ | ○ | ● | ● | | | | | | | |
| 沈降破傷風トキソイド | ○ | ○ | ○ | ○ | ○ | ● | | | | | | | |
| 沈降はぶトキソイド | | | | | | | | | | | | | |
| ガスえそウマ抗毒素 | | | | | | | | | | | | | |
| 乾燥ガスえそウマ抗毒素 | | | | | | | | | | | | | |
| ジフテリア抗毒素 | | | ● | | | ● | | | | | | | |
| 乾燥ジフテリアウマ抗毒素 | ● | ● | | ● | | | | | | | | | |
| 破傷風抗毒素 | | | ● | | | ● | | | | | | | |
| 乾燥破傷風ウマ抗毒素 | ● | ● | | ○ | | | | | | | | | |
| 乾燥まむしウマ抗毒素 | ○ | ● | ○ | ○ | | | | | | | | | |
| 乾燥ボツリヌスウマ抗毒素 | | | | | | | | | | | | | |
| 乾燥はぶウマ抗毒素 | | | ○ | | | | | | | | | | |
| ツベルクリン | | ● | | | | | ● | | | | | | |
| 精製ツベルクリン | | | | | | | ○ | | | | | | |

○実際に製造されているもの
●製造の許可をもっているが現在製造されていないもの
□輸入されているもの

## ３．沈降精製百日咳ジフテリア破傷風ワクチン（DPT）

本剤は百日咳菌の防御を含む液、およびジフテリアトキソイド、ならびに破傷風トキソイドを含む液にアルミニウム塩を加え不溶性とした液剤である。振り混ぜると均等に白濁する。1 ml 中、百日咳菌の防御抗原を 8 国際単位以上、ジフテリアトキソイドを 70 lf を越えないよう、また破傷風トキソイドは 20 lf 以上含まれなくてはならない。この際、チメロサールを 0.01W/V%になるように添加することができる。このワクチンは表 1 に示す各社で製造発売されているが、その組成成分は各社で少し異なる。接種方法は予防接種法による。

## ４．成人用沈降ジフテリアトキソイド

精製されたジフテリアトキソイドで、アルミニウム塩を加え不溶化した液剤でトキソイド量は 5 lf 以下である。通常 10 歳を越えた者に用い、1 回 0.5 ml を皮下に注射する。

## ５．ジフテリア破傷風混合トキソイド

本剤はジフテリアおよび破傷風トキソイドを含む無色ないし淡黄色褐色の澄明な液剤である。1 ml 中にジフテリアトキソイドの含有が 70 lf を越えないよう、破傷風トキソイドの含量が蛋白質として 200 μg を越えないようにして作られ、チメロサール 0.01W/V%になるように添加することができる。接種量はジフテリアトキソイドの接種と同等である。

## ６．沈降ジフテリア破傷風トキソイド

本剤はジフテリア破傷風トキソイドを含む液にアルミニウム塩を加え不溶化した液剤で振り混ぜると均等に白濁する。1 ml 中のジフテリアトキソイドの含量が 50 lf を越えないように、破傷風トキソイドの含量が蛋白として 80 μg を越えないようにする。チメロサールは 0.01W/V%になるように添加できる。また適当な安定剤を加えることができる。接種方法・接種量は次の沈降破傷風トキソイドと同等である。

## 7．沈降破傷風トキソイド

本剤は破傷風トキソイドにアルミニウム塩を加えて不溶化した液剤で振り混ぜると均等に白濁する。1 ml 中のトキソイド量は蛋白として 80 μg 以下となるように作られる。チメロサールは 0.01W/V%になるように添加でき、適当な安定剤を加えることができる。

初回免疫は通常第 1 回 0.5 ml、第 2 回を 4〜8 週間の間隔で皮下に注射する。追加免疫は通常初回免疫後 6〜18 ヵ月の間隔で 0.5 ml を 1 回皮下接種する。ただし初回免疫で副反応が強かった場合、適宜減量する。

## 8．日本脳炎ワクチン

本剤は不活化した日本脳炎ウイルスを含む無色透明またはわずかに白濁した液剤である。ウイルスの不活化にホルマリンまたは同等の作用を持つ不活剤を用いる。チメロサール 0.01W/V と適当な安定剤を添加することができる。初回免疫には通常 0.5 ml を 1〜4 週間の間隔で 2 回、さらにおおむね 1 年を経過した後に 0.5 ml を 1 回注射する。追加接種として小学 4 年生、中学 2 年生に接種することが勧められる。なお、3 歳以下の者には 0.25 ml を注射する。

## 9．乾燥日本脳炎ワクチン

本剤は日本脳炎ウイルスを含む乾燥製剤である。溶剤を加えると無色透明またはわずかに白濁した液剤となる。適当な安定剤とチメロサール 0.01W/V %を加えることができる。用法用量は日本脳炎ワクチンと同等である。

## 10．乾燥弱毒生麻しんワクチン

本剤は弱毒生麻しんウイルスを含む乾燥製剤である。溶剤を加えると無色、帯黄色または帯赤色の澄明な液剤となる。適当な細胞培養を用いて検体 0.5 ml 中の TCID 数は 5,000 以上でなくてはならない。ウイルスの培養には発育鶏卵またはニワトリ胚を用い、細胞培養には適当な細胞増殖因子、0.002W/V %以下のフェノールレッドおよび抗生物質を加えることができる。溶剤には注射用水を用い 0.7 ml で溶解し 0.5 ml を皮下注射する。生後 12 ヵ月から 24 ヵ月の間に接種が勧められる。

## 11. 乾燥弱毒生風しんワクチン

本剤は弱毒生風しんウイルスを含む乾燥製剤である。溶剤の注射用水で溶解すると無色、帯黄色または帯赤色の澄明な液剤となる。適当な細胞培養を用いて検体 0.5 ml 中の TCID 数を測定するとき 1,000 以上でなくてはならない。

ウイルス培養にはウサギ腎臓を用い、ここに細胞増殖因子、0.002W/V%以下のフェノールレッドおよび必要最少量の抗生物質を加えることができる。

接種年齢は生後 12 ヵ月から 36 ヵ月の者に勧められ、平成 15 年までは中学 2 年生の男女に接種する。溶解接種方法は麻しんと同等である。

## 12. 麻しん・風しん混合（MR ワクチン）認可済み

阪大微研，武田薬品がおのおのの麻しん，風しんワクチンを混合し，2 種混合ワクチンとして市販。2005 年 4 月より対象者に定期接種される。

## 13. 今後許可が予定されているワクチン

**① インフルエンザ菌ワクチン（Hib ワクチン）**

**② 麻しん・ムンプス・風しん（MMR）混合ワクチン**

**③ 組織培養日本脳炎ワクチン**

これらは 2004 年 9 月時点で医薬品局で審査待ちである。

## 14. 今後認可が期待されるワクチン

**① 不活化ポリオワクチン**

**② 7 価肺炎球菌ワクチン**

これらは 2005 年 12 月時点で治験が進められている。

### 文　献

1）厚生省薬務局監修：生物学的製剤基準.（細菌製剤協会），1993.

2）各ワクチン添付文書

（加藤　達夫）

第 1 章

# 予防接種総論

## Ⅲ．定期予防接種のスケジュールと接種方法

免疫のない小児はいつ感染症患者と接触し発症するかもしれない。したがって、なるべく早期に予防接種を済ませておくことが望ましい。予防接種法改正に伴い定期予防接種の接種時期の範囲が若干変更された。接種もれ者を少なくするため接種対象年齢が拡大されたが、これは規定の接種時期の間ならばいつやってもよいと解釈するのでなく、接種もれ者対策のための救済措置であって、本来予防接種の理想接種時期に接種するよう指導すべきである。それぞれのワクチンには効果と副反応の両面から考えて適当な接種時期と接種方法がある。

新予防接種法による各種定期予防接種のスケジュールをまとめると図 2 のようになるが、各ワクチンの接種方法の要点を簡単に述べる。

### A．BCG

わが国の結核はかなり減少したが、まだ毎年 3 万人以上の新患が発生している。乳幼児が罹患すると粟粒結核、髄膜炎、カリエスなど重症になりやすい。

接種に先だってツベルクリン反応検査を行ってきたが、結核予防法の改正に伴い、平成 17 年 4 月よりツベルクリン反応検査は省略して、生後 6 ヵ月未満の乳児に直接 BCG 接種を行うことになった。

家族や親族等に結核患者が発生し、接触した場合には結核既感染の可能性

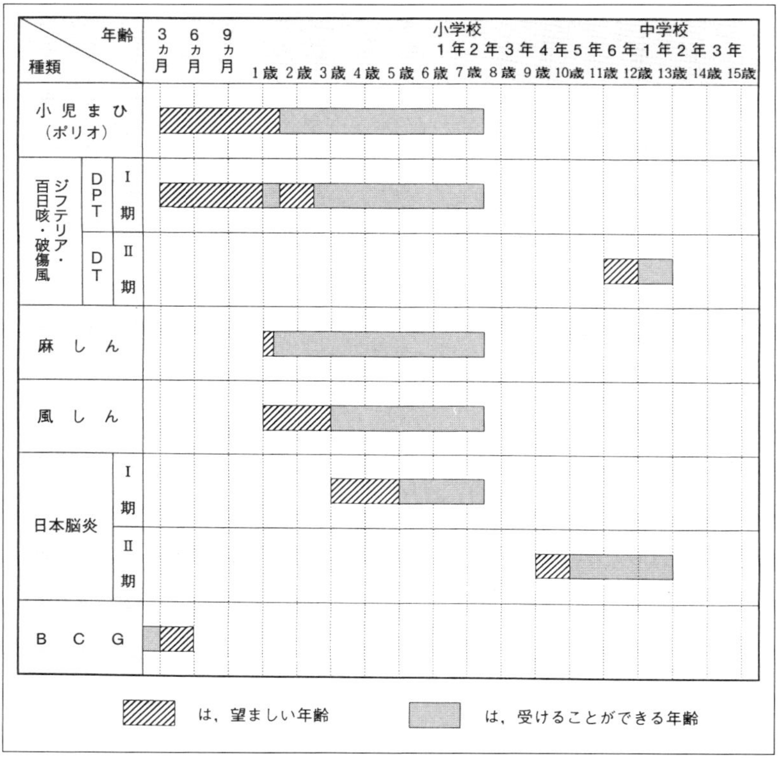
年齢
種類
3カ月
6カ月
9カ月
小学校
中学校
1年 2年 3年 4年 5年 6年 1年 2年 3年
1歳 2歳 3歳 4歳 5歳 6歳 7歳 8歳 9歳 10歳 11歳 12歳 13歳 14歳 15歳
小児まひ（ポリオ）
ジフテリア・百日咳・破傷風
DPT
I期
DT
II期
麻しん
風しん
日本脳炎
I期
II期
BCG
は，望ましい年齢
は，受けることができる年齢

**図2　予防接種を受けるのに望ましい年齢**

があるので慎重に対応する。BCG は左上腕外側のほぼ中央部（三角筋下端部）に接種する。上腕のそれより肩峰に近い部位はケロイド発生率が高いので避けなければならない。接種部位をアルコール綿で拭き、アルコールが蒸発乾燥した後にワクチンを滴下し、ワクチンを幅 1.5 cm、長さ 3 cm 程度に管針筒のツバで延ばした後、管針を垂直に上腕骨に向かって強く押し、2 押し目は 1 押し目の管針筒の輪状痕に接するように押す。接種後、皮膚面のワクチンを管針筒のツバで 2～3 回なすりつける。直射日光を避け、自然乾燥させる。接種後 1 時間以上経過すれば、入浴してもさしつかえない。

## B．ポリオワクチン

接種対象は生後 3 ヵ月以上 90 ヵ月未満であるが、乳幼児がおもに罹患する疾患のため、生後 3～18 ヵ月が標準の接種年齢として示されている。

Ⅰ型、Ⅱ型、Ⅲ型の 3 種類のポリオワクチンウイルスが混ざっており、凍結したワクチンを使用直前に融解、混和し、添付スポイトにて 0.05 ml を経口的に服用させる。1 回の服用では 3 種類のウイルスが必ずしも腸管内で同じように増殖するとは限らないので、2 回目の服用が行われる。2 回目の服用では 1 回目の服用で増殖せず免疫の成立しなかった型のウイルスのみが増殖し免疫を獲得する。1 回目の服用によるウイルスの腸管内増殖が終わってから 2 回目を服用させる関係上、接種間隔は 6 週間以上と決められており、それ以上いくら開いても免疫獲得の意味からは問題ない。ポリオウイルスは腸管内増殖をするので、他の目的でγグロブリン注射を受けた直後でも、免疫の成立に支障ない。

下痢症患者には下痢が治まってから投与する。投与直後ワクチンを吐き出したと思われる場合には再投与する。

## C．DPT ワクチン、DT ワクチン

DPT ワクチン（ジフテリア・百日咳・破傷風 3 種混合ワクチン）はⅠ期初回として生後 3 ヵ月以上 90 ヵ月末満の間に 3～8 週間隔で 0.5 ml ずつ 3 回皮下接種、Ⅰ期追加としてⅠ期初回完了後 12～18 ヵ月に 0.5 ml 1 回皮下接種する。

百日咳患者のほとんどが乳児であり、乳児が罹患すると重症になりやすい。したがって DPT ワクチンのⅠ期初回接種は乳児期に済ませることが望ましい。

Ⅰ期初回に 3 回接種するが、その間隔が短いと免疫効果が不良となり、短い限度は 3 週間である。間隔が延びるほうがむしろ抗体の上昇は良好となる。ただ間隔が開きすぎると感染防御水準に達するまでの月日がかかり、そ

　JCLS 88002-481

の間に罹患してはいけないので8週間と規定している。8週間以上あいた場合でも最初からやり直す必要はなく、規定の回数を接種すれば十分免疫ができる。Ⅰ期初回3回接種後少なくとも1年間は免疫が持続するが、それ以後は感染防御水準以下に下がりはじめるのでⅠ期追加が行われる。追加接種後はBooster効果（追加免疫効果）により高い抗体価が得られ、10年以上感染防御水準以上の抗体価が持続する。Ⅰ期初回2回接種では百日咳の免疫が十分といいがたいが、6ヵ月以上経過してしまった場合はⅠ期追加として1回接種しただけで、Booster効果が得られる。

すでに百日咳に罹患してしまった者には任意接種としてDTワクチン（ジフテリア・破傷風2種混合ワクチン）を使用する。市販されているのは沈降DTワクチンのみのため、Ⅰ期初回は4〜6週間隔で0.5 m*l* ずつ2回皮下接種し、その後12〜18ヵ月に0.5 m*l* 1回Ⅰ期追加接種する。

Ⅱ期は11〜12歳の時にジフテリアと破傷風の抗体価をさらに上昇・持続させる目的でDTワクチンを0.1 m*l* 1回追加接種する。

皮下深く接種したほうが浅く接種するよりも局所反応の出現が少ない。

## D．麻しんワクチン

麻しん生ワクチンは生後12ヵ月以上90ヵ月末満の間に1回皮下接種する。麻しんは患者と同室しただけでほとんど罹るほど伝染力が強く、好発年齢が1歳（とくに生後12〜18ヵ月）のため、生後12ヵ月〜15ヵ月の間に接種することが望ましい。生後12ヵ月以前に接種しないのは母親からの受動抗体によってワクチンウイルスの増殖が阻害される可能性があるためである。しかし、周囲に麻しんの流行があり、12ヵ月まで待っていると罹患してしまうと判断されるときは任意接種として受けさせ、標準的な接種年齢の間に定期接種として再接種を勧める方法もある。γグロブリンの注射を受けた者もワクチンウイルスの増殖がうまくいかないおそれがあるので3ヵ月以上（γグロブリン200 mg/kg以上の大量療法を受けた者は6ヵ月以上）接種を延期するが、流行時には接種を勧めている。抗体がまったく産生されないのではなく、多少抑制されるだけであり、十分罹患を免れること、罹っても軽く済むことが期待できる。

自然麻しん患者と接触した者はその後 72 時間以内に麻しんワクチン接種を行えば発症を阻止できる可能性がある。

凍結乾燥した麻しん生ワクチンは冷凍庫に保管しておき、接種直前に添付蒸留水 0.7 ml にて溶解し、その 0.5 ml を皮下接種する。

暑く、体力の消耗している夏期（7、8 月）の接種は特別の事情がなければ控えたほうが望ましい。

世界保健機構は、麻しん対策強化のため麻しんワクチンの 2 回接種を導入することを勧告している。近年、患者年齢は上昇傾向にあるが、麻しんワクチンの 2 回接種により子どもから年長児、成人への感染が減少し、1 回の接種だけでは免疫を得ることができなかった人口の罹患を将来にわたって予防することができる。

平成 18 年 4 月 1 日より定期予防接種の対象者は次の通り改正される。

**① 第Ⅰ期　生後 12 ヵ月から 24 ヵ月に至るまでの間にある者**

**② 第Ⅱ期　5 歳以上 7 歳未満の者であって、小学校就学の始期に達する日の 1 年前の日から当該始期の達する日の前日までの間にあるもの**

# E．風しんワクチン

風しんは中学生の女子だけに予防接種をしていても流行は防げず、先天性風しん症候群の発生頻度も変わらない。そこで平成 6 年の改正で流行の主体である幼児を接種対象とした。

男女を問わず生後 12 ヵ月以上 90 ヵ月未満の間に 1 回接種するよう規定されているが、好発年齢が 3 歳のため、生後 36 ヵ月までに接種しておくことが望ましい。風しんの既往はあてにならないことが多く、抗体検査で確認した者以外はワクチンを接種することが望ましい。すでに罹患した者に接種しても特別な副反応は起こらず、追加免疫効果がある。

冷凍庫に保管しておいた凍結乾燥風しん生ワクチンを接種直前に添付蒸留水 0.7 ml にて溶解し、その 0.5 ml を皮下接種する。

麻しんワクチンと同様、流行とか特別の事情がなければ夏期（7、8 月）の接種は通常控えている。

麻しんワクチンと同様、平成 18 年 4 月 1 日より定期予防接種の対象者は次の通り改正される。

**① 第Ⅰ期　生後12ヵ月から24ヵ月に至るまでの間にある者**

**② 第Ⅱ期　5歳以上7歳未満の者であって、小学校就学の始期に達する日の1年前の日から当該始期の達する日の前日までの間にあるもの**

現在、麻しん風しん混合ワクチン製造申請中であり、実施規則改正後は第Ⅰ期、第Ⅱ期とも麻しん風しん混合ワクチンを1回ずつ接種直前に添加蒸留水0.7 mlにて溶解し、その0.5 mlを皮下接種することになる予定である。

## F．日本脳炎

平成6年の改正で臨時接種から定期接種になった（ただし、接種しない地域も認めている）。

Ⅰ期の対象年齢は生後6ヵ月以上90ヵ月未満である。初回接種として1～4週間隔で0.5 mlずつ2回皮下接種（標準的には3歳）、翌年1回追加接種する（標準的には4歳）。

日本脳炎の抗体は初回2回の接種で感染防御水準以上に上昇するが、2回接種だけでは免疫効果の持続は数ヵ月しか望めない。したがって追加接種はDPTワクチンと異なり1年待たずに接種する。初回2回接種が8月に終わったとしても、翌年8月まで待たずに、4月の接種開始とともに受けることができる。日本脳炎は夏期に発生する疾患であり、夏の前に免疫をつけておかなければ意味がない。追加接種後はBooster効果のため高い抗体価が得られ、4～5年免疫が持続する。

Ⅱ期は9歳以上13歳未満に0.5 ml 1回追加接種する。従来Ⅲ期として14～15歳に0.5 ml 1回接種していたが、平成17年7月29日より廃止となった。

また生後90ヵ月までにⅠ期の基礎免疫が終了しなかった者については小学校では法的には1回の接種機会しかなく、任意接種として必要回数接種していかなければならない。

Ⅰ期が規定どおり接種できなかった場合は下記の要領で接種する。

**① Ⅰ期初回接種1回だけで1年経過した場合…2回接種するか、1回接種して次年度1回接種する（続けて2回接種ではBooster効果が期待で**

**きないので、次年度1回追加する方法を私は採用している）。**

**② Ⅰ期初回接種1回のみで数年経過した場合…2回接種し、次年度1回接種する。**

**③ Ⅰ期初回2回完了後2年以上経過した場合…1回接種する。**

## G．予防接種のスケジュール

各種予防接種の行う順番は連絡ありしだい受けてゆけばよい。通常は、3ヵ月でBCG、4、5、6ヵ月にDPTワクチンⅠ期1回目、2回目、3回目、7ヵ月でポリオワクチン1回目、1歳で麻しんワクチン、風しんワクチン、1～2歳でDPTワクチンⅠ期追加とポリオワクチン2回目、3歳に日本脳炎ワクチンをⅠ期初回2回、4歳で日本脳炎ワクチンⅠ期追加、9歳で日本脳炎ワクチンⅡ期、12歳でDTワクチンを接種することになる。

一定年齢までまったく接種を受けなかった者に対しては、流行状況を考慮し、罹患するおそれのある疾患の予防接種を優先する。ワクチンどうしの間隔は、生ワクチン接種後の場合は4週間（27日以上）、不活化ワクチン接種後の場合は1週間（6日以上）あけるのを原則としている。これは干渉作用と副反応を考慮したためである。しかし、複数の疾患が流行していたり、海外渡航前など時間的余裕がない場合は複数ワクチンの同日接種をすることもできる。

麻しん、風しん、水痘、おたふくかぜ等に罹患した場合には一般状態を判断し、対象疾病に対する予防接種のその時点での重要性を考慮し決定する。標準的には麻しんに関しては治療後4週間程度、風しん、水痘、おたふくかぜの疾病については治療後2～4週間程度の間隔をあけて接種する。その他のウイルス性疾患（突発性発疹、手足口病、伝染性紅斑など）に関しては治療後1～2週間の間隔をあけて接種する。

（山本　光興）

第　1　章

# 予防接種総論

# Ⅳ．予防接種と健康被害

## A．予防接種の健康被害救済制度

予防接種は感染症予防の有効な手段として利用されている。その成果は天然痘の根絶を達成し、さらにポリオの根絶も目前まできている。そのほか世界を見渡せば麻疹、ジフテリア、破傷風、百日咳等の流行の減少におおいに役立っている。予防接種はこれらの疾患の病原体もしくはその菌体または成分を弱毒化あるいは無毒化して、その抗原性を活かしてワクチンとして製品化し、免疫を付与するものである。この過程において、ワクチンの成分に対する個々の反応は厳密には異なり、人は雑種であるので中には不本意な臨床反応がおこることがある。つまり受ける人や実施する人たちがどのように注意しても、非常にまれではあるが健康被害を避けることができないという医学上の特別の性質を持つものである。またこれとは別に、ワクチン接種をしなくても、乳幼児突然死症候群、原因の明らかでない脳症、脳炎などに罹患することは一定の比率で存在するが、発病を事前に予知することは不可能なことが多い。したがって予防接種に際し予診を念入りに実施しても100%紛れ込みを避けることは不可能である。健康被害の中にはこのような要素が含まれる。

予防接種を改良し安全なワクチンを造ってゆくためには、副反応の実態をできるだけ正確にとらえ、原因の究明ができるものは追求せねばならない。一方また予期せぬ副反応に遭遇した本人にとっては重大問題であり、被害を認定してもらい社会的理解を得て救済を望むのも当然である。本論では制度について紹介し理解を深めていただきたいと思う。

## 1. 健康被害救済制度

予防接種により健康被害を受けた人を救済する制度は、昭和 45 年 7 月 31 日閣議了解として、さし当たりの措置として発足した（昭和 45 年 9 月 28 日発衛第 145 号）。この閣議了解には「今後恒久的な救済制度の創設については検討するが・・・」とあり、措置の目標は「予防接種の副反応（通常生ずる副反応を除く）と認められる疾病（副反応の疑いのある疾病を含む）により、現に医療を必要とする者に対して、自ら負担した額に相当する額の給付を行う」とある。また措置運営要領の趣旨には「予防接種を受けた者のうちには、実施にあたり過失等がない場合においても、きわめてまれではあるが重篤な副反応が生ずる例がみられ、国家賠償法または民法により救済されない場合があるので、これらについて救済制度を受けるべく・・・」となっている。このようなことから「閣議了解」というさしあたりの措置ではなく、救済制度を法律の中に定めて救済を受ける国民の権利とこれを実施する国や地方公共団体の責任を明らかにしたり、救済制度の内容を充実する必要が大きくなってきた。昭和 51 年 3 月 11 日に「予防接種の今後のあり方および予防接種による健康被害に対する救済について」が伝染病予防調査会（現在の厚生科学審議会）から答申が行われ、昭和 51 年 6 月予防接種法と結核予防法との一部改正が行われ、新制度が昭和 52 年 2 月 25 日からスタートした（発衛第 145 号の通知は、昭和 52 年 2 月 24 日廃止）。

この時点での考え方は、社会防衛という観点から強い規制をかけた義務接種であり、公的関与下での予防接種の健康被害は救済措置を計ることによって、接種者および被接種者の信頼を確保し、制度の安定を目的としていた。平成 6 年の法改正により、予防接種の体制が、国民の理解と自覚を促しつつ、より予防接種を受けやすい条件整備を進めてゆくという基本的な考え方に立ち、予防接種が努力義務に緩和された。しかし予防接種制度の重要性は何ら変わったわけではなく、健康被害救済制度の目的、その果たす役割には変わりはなく、現在も同じ考え方である。

JCLS 88002-481

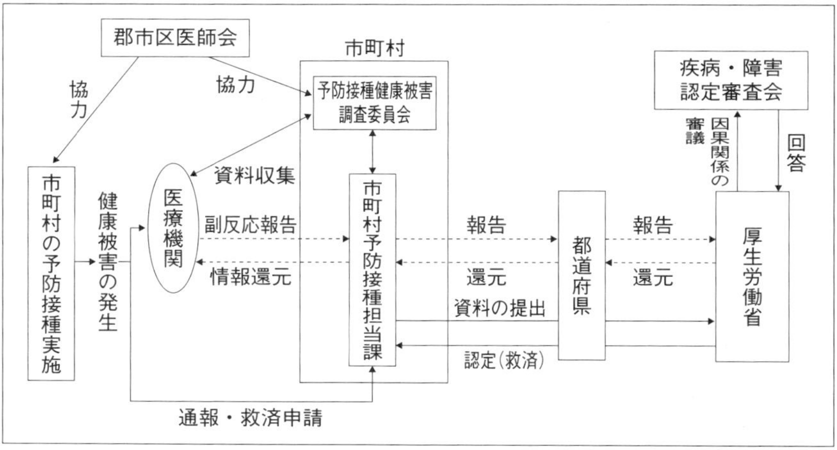

郡市区医師会
協力
協力
市町村
予防接種健康被害調査委員会
疾病・障害認定審査会
因果関係の審議
回答
市町村の予防接種実施
健康被害の発生
医療機関
資料収集
副反応報告
情報還元
市町村予防接種担当課
報告
還元
資料の提出
認定(救済)
都道府県
報告
還元
厚生労働省
通報・救済申請


**図３ 予防接種健康被害発生時対策の概要[1)]**

### ①対象となる予防接種

この救済制度が対象とする予防接種は、予防接種法と結核予防法で決められた感染症に対する予防接種で現在は以下のようである。

ジフテリア、百日せき、破傷風、急性灰白髄炎、麻しん、風しん、日本脳炎、インフルエンザ（65歳以上の高齢者および60歳以上のハイリスク者）

結核（BCG）

このほか感染の流行の様子で実施される臨時接種の病気

これらの接種は、市町村長が実施するのがほとんどであるが、臨時に都道府県知事が実施することもある。

### ②制度としくみ

図３に示すごとく、健康被害を受けた者またはその保護者が、居住地の市町村に救済措置の給付の請求書を提出する。当該市町村は予防接種健康被害調査委員会を開催し審議を経てこの申し出が予防接種に関連すると判断した場合には、図の経路にしたがって都道府県を経由し厚生労働省へ提出する。厚生労働省では疾病・障害認定審査会で検討し、予防接種による健康被害として認定または非認定の判断をし厚生労働大臣に答申し、認定の場合には該当する給付が支給されることになる。いずれにしろ結果は逆

### 表2　予防接種健康被害救済給付制度の概要[2)]

・制度の概要

昭和 51 年の予防接種法等の改正により創設された制度であり、昭和 52 年 2 月 25 日以降に受けた法に基づく予防接種を受けた者が疾病にかかり、障害の状態となり、または死亡した場合において、給付を行うものである。

なお、昭和 52 年 2 月 25 日以前に受けた予防接種による健康被害についても、同法施行日以降この制度の給付を行うものである。

| | 区　分 | 給付の内容 | 給付額（改善等） | 準拠する給付等 |
|---|---|---|---|---|
| 1類疾病 | 医療費 | 予防接種を受けたことによる疾病にかかっている者に対し、当該疾病にかかる医療費を支給する。 | 診察、薬剤または治療材料の支給、医学的処置、手術およびその他の治療ならびに施術、病院または診療所への収容、看護、移送の医療に要する費用の額を限度すること。ただし、当該医療について健康保険法等の規定により医療に関する給付を受けることができるときは、その額を控除した額を限度とする。 | 健康保険の例により算定した額のうち自己負担相当額 |
| | 医療手当 | 医療費の支給を受けている者に対し、入院通院等に必要な諸経費として月を単位に支給する。 | （平成 16 年 4 月～）<br>通院 3 日未満（月額）　33,900 円<br>通院 3 日以上（月額）　35,900 円<br>入院 8 日未満（月額）　33,900 円<br>入院 8 日以上（月額）　35,900 円 | 健康管理手当（原子爆弾被爆者に対する援護に関する法律）<br>◎健康管理手当と同額<br>◎健康管理手当＋2,000 円<br>◎健康管理手当と同額<br>◎健康管理手当＋2,000 円 |
| | 障害児養育年金 | 予防接種を受けたことにより、一定の障害の状態にある 18 歳未満の者を養育する者に対し、障害の程度に応じて支給する。<br>＊在宅の 1、2 級の者については、介護加算を行う。 | （平成 16 年 4 月～）<br>[2,375,600 円]<br>1　級（年額）　1,536,000 円<br>[1,788,600 円]<br>2　級（年額）　1,228,800 円<br>＊上段［　］内は介護加算後の額 | 障害児養育年金（医薬品副作用被害救済・研究振興調査機構法）<br>◎障害児養育年金 1 級の額の約 1.8 倍<br>◎障害児養育年金 2 級の額の約 1.8 倍 |
| | 障害年金 | 予防接種を受けたことにより、一定の障害の状態にある 18 歳以上の者に対し、障害の程度に応じて支給する。<br>＊在宅の 1、2 級の者については、介護加算を行う。 | （平成 16 年 4 月～）<br>[5,751,200 円]<br>1　級（年額）　4,911,600 円<br>[4,488,600 円]<br>2　級（年額）　3,928,800 円<br>3　級（年額）　2,946,000 円<br>＊上段［　］内は介護加算後の額 | 障害年金（医薬品副作用被害救済・研究振興調査機構法）<br>◎障害年金 1 級の額の約 1.8 倍<br>◎障害年金 2 級の額の約 1.8 倍<br>◎予防接種法の障害年金 1 級の額の約 6 割 |
| | 死亡一時金 | 予防接種を受けたことにより、死亡した者の遺族に対して支給する。 | （平成 16 年 4 月～）<br>43,000,000 円 | 遺族年金（医薬品副作用被害救済・研究振興調査機構法）<br>◎遺族年金額の約 1.8 倍×10 年 |

**表2　予防接種健康被害救済給付制度の概要（つづき）[2)]**

| | 区　分 | 給付の内容 | 給付額（改善等） | 準拠する給付等 |
|---|---|---|---|---|
| | 葬祭料 | 予防接種を受けたことにより、死亡した者の葬祭を行う者に対して支給する。 | （平成16年4月～）<br>193,000円 | 葬祭料（原子爆弾被爆者に対する援護に関する法律）<br>◎葬祭料と同額 |
| | ＊<br>介護加算 | | （平成16年4月～）<br>1　級（年額）　839,600円<br>2　級（年額）　559,800円 | 介護手当（原子爆弾被爆者に対する援護に関する法律）<br>◎介護手当（中度）と同額<br>◎介護手当（中度）×2/3 |
| 2類疾病 | 医療費および医療手当 | 1類疾病にかかる医療費および医療手当の額に準ずる。ただし、その程度の医療とは、病院または診療所への入院を要すると認められる程度の医療とする。 | | |
| 2類疾病 | 障害年金 | 予防接種を受けたことにより、一定の障害の状態にある者に対し、障害の程度に応じて支給する。 | （平成16年4月～）<br>1　級（年額）　2,728,800円<br>2　級（年額）　2,182,800円 | 障害年金（医薬品副作用被害救済・研究振興調査機構法）<br>◎障害年金額を参酌 |
| 2類疾病 | 遺族年金 | 予防接種を受けたことにより、死亡した者が生計維持者の場合、その遺族に対して支給する。（支給は、10年間を限度とする） | （平成16年4月～）<br>（年額）　2,386,800円 | 遺族年金（医薬品副作用被害救済・研究振興調査機構法）<br>◎遺族年金額を参酌 |
| 2類疾病 | 遺族一時金 | 予防接種を受けたことにより、死亡した者が生計維持者でない場合、その遺族に対して支給する。 | （平成16年4月～）<br>7,160,400円 | 障害年金（医薬品副作用被害救済・研究振興調査機構法）<br>◎遺族一時金額を参酌 |
| 2類疾病 | 葬祭料 | 1類疾病にかかる葬祭料の額に準ずる。 | | |

※2類疾病による健康被害の請求の期限

1　医療費および医療手当の請求の期限は、対象となる費用の支払いが行われたときから2年とする。

2　遺族年金および遺族一時金の請求の期限は、予防接種を受けたことにより死亡した者が当該予防接種を受けたことによるに疾病または障害について、医療費、医療手当または障害年金の支給があった場合には、その死亡のときから2年、それ以外の場合には、その死亡のときから5年とする。

のルートで市町村を通じ申請者に通知される。

**③救済措置の給付の内容**

救済措置の給付は、健康被害の状態によって決められている。この制度で取り扱われる給付の範囲は、1類疾病では医療費、医療手当、障害児養育年金、障害年金、死亡一時金、葬祭料、介護加算等で2類疾病では医療費および医療手当、障害年金、遺族年金、遺族一時金、葬祭料である。なお医療費の自己負担額がこの制度で支給される。

給付額については、平成 16 年 4 月の改正が最新であり、表 2 のごとくである。

**④被害発生時にすべきこと（認定のため）**

(a) 予防接種のあと高熱、ひきつけ、けいれんなど異常と思われる症状が出たときは、すぐに予防接種を実施した市町村担当課に状況を知らせておく。

(b) 市町村長（担当者）の援助を得て、必要に応じて、救済措置給付申請書を提出する。市町村には予防接種健康被害調査委員会があり、予防接種と健康被害の状況を医学の立場から判断する資料をできるだけ正確に集めたり、医療に必要な特殊検査について助言したりする役割を持っており申請に対して助言等を行う。

書式等については、市町村担当者に問い合わせれば説明してくれる。

(c) 母子手帳の接種記録は大切に保存する。予防接種の種類、実施年月日、場所等が必要になる。

(d) 医師は健康被害の証明に参考となる、血清、髄液、便などをペアーで保存し診断の助けにすることが大切である。

## この項のまとめ

先にも述べたが、この制度は対象となるのは定期および臨時の予防接種ならびに結核予防法に定めるものである。もちろん対象年齢範囲であれば、市町村以外の者によって接種されたものであっても含まれる。

任意接種のワクチン（インフルエンザ、水痘、おたふくかぜなど）や定期接種ワクチンであっても接種期間を過ぎて接種して発生した副反応については、この規則は適用されない。その場合の健康被害に対しては独立行政法人医薬品医療機器総合機構　救済制度相談窓口（〒100-0013 東京都千代田区霞が関 3-3-2 新霞ヶ関ビル、TEL03-3506-9411）へ書類を請求し、被害者本人または保護者が薬害救済として総合機構へ申請する。

# B．予防接種健康状況調査

予防接種による健康被害の全体像の把握はなかなか難しい。平成 6 年の法改正までは、救済給付の申請が行われた重篤な症例および学会等で報告された症例の集積しかできていなかった。予防接種による副反応のない症例の方がはるかに多いわけであり、今までの方式では副反応の実態を知って、ワクチンの改良に結びつけるには、不明な点が多く残っていた。

平成 6 年の予防接種法改正以降、この調査は予防接種後の被接種者の健康状況を調査、集計し、行政および医療関係者の研究の一助とすること、また広く国民に情報を提供し国民の予防接種への理解と関心を求め、有効かつより安全な予防接種の実施に資することを目的として発足した。予防接種の副反応調査は 2 つの方法で実施されている。すなわち「予防接種後・健康状況調査」と「予防接種後・副反応調査」である。

前者は定期接種のワクチン個々について、あらかじめ都道府県単位で報告医を決めておき、それぞれのワクチンについて接種後の健康状況を前方視的に調査したものである。後者は、予防接種後の異常な副反応を後方視的調査に基づき報告のあったものをまとめたものである。予防接種後健康状況調査の流れ図は図 4 に示した。

なお「予防接種副反応モニタリング事業」は「予防接種健康状況調査事業」に変更された。

**①予防接種後・健康状況調査**

実施主体は厚生労働省健康局結核感染症課が、都道府県、市町村、社団法人日本医師会、各地域の医師会および予防接種実施機関等の協力を得て予防接種健康状況調査を実施する。各都道府県は地域医師会等の協力を得て健康状況調査実施機関を選定するなど実施主体の補助を行う。

**②実施要領**

調査対象としたワクチンは、定期接種として実施されたジフテリア、百日せき、破傷風 3 種混合ワクチン（DPT）、ジフテリア、破傷風 2 種混合ワクチン（DT）、麻しん、風しん、日本脳炎、ポリオ、インフルエンザと結核予防法で実施されている BCG である。

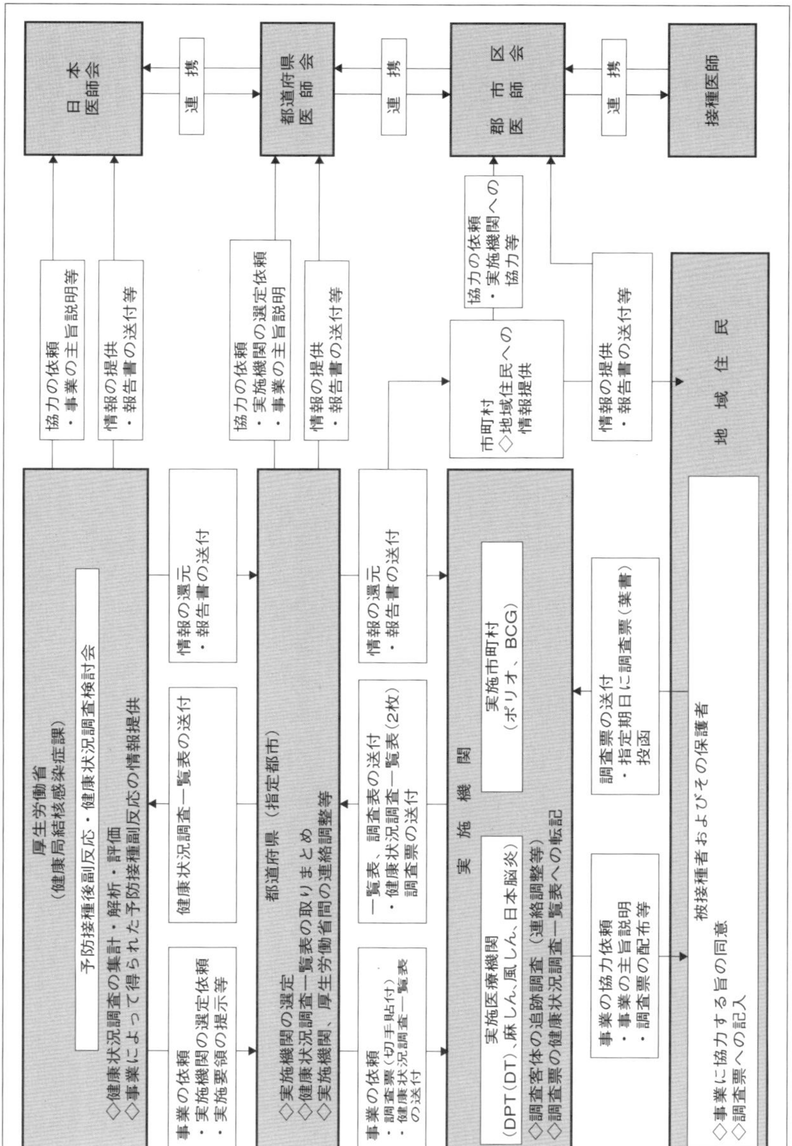
日本医師会
連携
都道府県医師会
連携
郡市区医師会
連携
接種医師
協力の依頼
・事業の主旨説明等
情報の提供
・報告書の送付等
協力の依頼
・実施機関の選定依頼
・事業の主旨説明
情報の提供
・報告書の送付等
協力の依頼
・実施機関への協力等
市町村
◇地域住民への情報提供
情報の提供
・報告書の送付等
厚生労働省
（健康局結核感染症課）
予防接種後副反応・健康状況調査検討会
◇健康状況調査の集計・解析・評価
◇事業によって得られた予防接種副反応の情報提供
事業の依頼
・実施機関の選定依頼
・実施要領の提示等
健康状況調査一覧表の送付
情報の還元
・報告書の送付
都道府県（指定都市）
◇実施機関の選定
◇健康状況調査一覧表の取りまとめ
◇実施機関、厚生労働省間の連絡調整等
事業の依頼
・調査票（切手貼付）
・健康状況調査一覧表の送付
一覧表、調査表の送付
・健康状況調査一覧表（2枚）調査票の送付
情報の還元
・報告書の送付
実施機関
実施医療機関
（DPT（DT）、麻しん、風しん、日本脳炎）
実施市町村
（ポリオ、BCG）
◇調査客体の追跡調査（連絡調整等）
◇調査票の健康状況調査一覧表への転記
事業の協力依頼
・事業の主旨説明
・調査票の配布等
調査票の送付
・指定期日に調査票（葉書）投函
地域住民
被接種者およびその保護者
◇事業に協力する旨の同意
◇調査票への記入

図4　予防接種後健康状況調査流れ図[4)]

JCLS 88002-481

表3 予防接種後健康状況調査実施計画[4)]

| 区分 | 実施時期 | | 対象者数 | 観察期間（接種後） | 実施機関 | | | 都道府県 | 厚生労働省 | | |
|---|---|---|---|---|---|---|---|---|---|---|---|
| | | | | | 対象者の選定期間 | 調査表の回収期限 | 健康状況調査一覧表の提出期限 | 健康状況調査一覧表の提出期限 | 調査結果の集計等 | 健康状況調査検討会の開催 | 情報の還元・提供 |
| DPT 等 | 第1期 | 4月～6月 | 40名 | 28日間 | 4月～5月 | 6月末日 | 7月末日 | 8月末日 | 9月～10月 | 2月 | 3月 |
| | 第2期 | 7月～9月 | 40名 | 28日間 | 7月～8月 | 9月末日 | 10月末日 | 11月末日 | 12月～1月 | | |
| | 第3期 | 10月～12月 | 40名 | 28日間 | 10月～11月 | 12月末日 | 1月末日 | 2月末日 | 3月～4月 | 8月 | 9月 |
| | 第4期 | 1月～3月 | 40名 | 28日間 | 1月～2月 | 3月末日 | 4月末日 | 5月末日 | 6月～7月 | | |
| ポリオ | 第1期 | 4月～9月 | 100名 | 35日間 | 4月～8月 | 9月末日 | 10月末日 | 11月末日 | 12月～1月 | 2月 | 3月 |
| | 第2期 | 10月～3月 | 100名 | 35日間 | 10月～2月 | 3月末日 | 4月末日 | 5月末日 | 6月～7月 | 8月 | 9月 |
| BCG | 第1期 | 4月～9月 | 300名［乳幼児100名］ | 4ヵ月間 | 4月～5月 | 9月末日 | 10月末日 | 11月末日 | 12月～1月 | 2月 | 3月 |
| | 第2期 | 10月～3月 | 100名［乳幼児］ | 4ヵ月間 | 10月～11月 | 3月末日 | 4月末日 | 5月末日 | 6月～7月 | 8月 | 9月 |
| インフルエンザ | 4月～3月（1年ごと） | | 40名 | 28日間 | 11月～12月 | 3月末日 | 4月末日 | 5月末日 | 6月～7月 | 8月 | 9月 |

表 4[4)]

【外　側】

都道府県
指定都市
で切手を貼
って下さい

□□□-□□□□

～～DPT ワクチン接種後の健康状況調査にご協力下さい～～

＊接種期別/1 期初回 1 回目　1 期追加　＊ワクチンメーカー（　　）
　　　　　1 期初回 2 回目　2　期　＊ロット番号　（　　）
　　　　　1 期初回 3 回目
＊接種を受けた日/平成　　年　　月　　日
＊この調査期間は/平成　　年　　月　　日までです。
（＊は、医師記入項目です。）

お子様のお名前/　　　　　　性別/男・女
お子様の生年月日・年齢/　　年　　月　　日（　　歳）
保護者のお名前/　　　　電話/
住　所/〒

切り取り線

【表　紙】

## 予防接種後健康状況調査

【ジフテリア・百日せき・破傷風混合ワクチン（DPT）】
の予防接種を受けたら…

この調査は、健康小児に接種された DPT ワクチンの接種後の健康状況について、今後将来にわたって全国調査を行い、接種後の健康状況の変化の実態を明らかにすることを目的とするものであり、厚生労働省健康局結核感染症課が実施するものです。

なお、調査期間は DPT ワクチン接種後 28 日間とします。

この調査に当てはまる健康状況の変化がでた時はもちろんのこと、変化がない場合でも調査期間終了後必ずハガキを投函して下さい。

この調査で得られたデータは他の目的で使用はせず、個人が特定できる事項については公表いたしません。

*←切り離して郵便ポストに投函して下さい。*

**表5**[4)]

【記入要領】

## DPT ワクチン健康状況調査票記入要領

1．37.5℃以上の発熱があった時は【はい】に○をして下さい。

2．注射した部位に何らかの異常があった時は【はい】に○をして下さい。

3．ひきつけがあった時は【はい】に○をして下さい。
ひきつけのあった時間を“分”単位で記入して下さい。
1の発熱とは別にひきつけがあった時の最も高かった体温を記入して下さい。

4．嘔吐があった時は【はい】に○をして下さい。

5．下痢があった時は【はい】に○をして下さい。

6．せき、鼻水などの症状があった時は【はい】に○をして下さい。

7．その他の症状に気付いた時は記入して下さい。

8．1～7の症状がでた時にお医者さんにかかった時は【はい】に○をして下さい。

【内　側】

## DPT ワクチン接種後の健康状況調査

次の質問にお答え下さい。

1．発熱がありましたか/【はい・いいえ】
　それはいつからですか：(　　)月(　　)日
　最も高かった体温は何度でしたか：(　　　)℃

2．注射した部位には異常がありましたか/【はい・いいえ】
　それはいつからですか：(　　)月(　　)日
　程度は/赤くはれましたか　：(はい・いいえ)
　　赤くはれた大きさは：(　　　)cm
　　化膿しましたか　　：(はい・いいえ)
　　硬くなりましたか　：(はい・いいえ)

3．ひきつけがおこりましたか/【はい・いいえ】
　それはいつからですか：(　　)月(　　)日
　どの位の時間でしたか：(　　)分
　そのとき熱はありましたか：(はい・いいえ)
　最も高かった体温は何度でしたか：(　　)℃

4．嘔吐はありましたか/【はい・いいえ】
　それはいつからですか：(　　)月(　　)日

5．下痢がありましたか/【はい・いいえ】
　それはいつからですか：(　　)月(　　)日

6．せき・鼻みずなどの症状はありましたか/【はい・いいえ】
　それはいつからですか：(　　)月(　　)日

7．その他身体の具合が悪くなったことがありましたら記入して下さい。
　症状があったのは：(　　)月(　　)日～(　　)月(　　)日
　症状：[　　　　　　　　　　　　　　　　]

8．上記の症状で医師に受診しましたか/【はい・いいえ】
　そのとき入院しましたか（はい・いいえ）

アンケートにご協力ありがとうございました。

健康状況調査の実施期間および対象数は表 3 に示したごとく、DPT (DT)、麻しん、風しん、日本脳炎については、各四半期ごとに都道府県、指定都市当たりそれぞれ 40 名を対象とし、接種後 28 日間を観察期間とした。

ポリオについては集団接種が多いため半年ごとに第 I 期（4〜9 月)、第 II 期（10〜3 月）各 100 名を対象として 35 日間観察、BCG は接種数が年間一定でないことから第 I 期（4〜9 月）は 100 名（乳幼児)、第 II 期（10〜3 月）は乳幼児のみ 100 名を対象とし、観察期間は 4 ヵ月となっている。

またインフルエンザについては、各年度の 11〜12 月に 40 名を対象として 28 日間観察となっている。

**③報告の手順**

各都道府県・指定都市において報告定点を受諾した報告医が、各予防接種の接種当日に保護者または被接種者に対してこの事業の目的をよく説明したうえ、健康状況調査に協力する旨の同意を得たあと台帳に登録する。その後表 4、表 5 の調査用紙［健康状況調査票（ハガキ)］を渡し、記入要領を説明のうえ記入後返送をしてもらう。接種医は保護者から返送されたものをカルテと照合しまとめる。

本調査は通常予想される発熱、発赤、発疹、腫脹やまれに起こる副反応（アナフィラキシー、脳炎、脳症等）に加えて、予想していない副反応が出ることも想定しその他の症状も記載する欄が設定されている。また予防接種後の健康状況調査であるので、異常がない場合でも「なし」として返送をお願いしている。正確を期すためには登録者全員からの回答が必要であるためその趣旨を保護者に徹底しておかなければいけない。

報告医から提出された調査表は、厚生労働省結核感染症課で集計し、予防接種副反応・健康状況調査検討会において、医学的、疫学的見地から評価を行いまとめて都道府県・指定都市、日本医師会、地域医師会および報告医等に還元するとともに、広く国民に公表されている。

このほか製造会社ごとの副反応も集計されているが、接種ワクチン総数の差があるため、個々にまとめず全体のまとめとして報告されている。参考データとして利用できる。

**④予防接種後・副反応調査**

医師が予防接種後の健康被害を診断した場合、または市町村が予防接種を受けた者もしくはその保護者等から健康被害の報告を受けた場合に、「予防接種実施要領」（平成15年11月28日健発第1128002号厚生労働省健康局通知および平成13年11月7日健発第1058号厚生労働省健康局長通知）に基づき厚生労働省へ報告したものの集計である。当該報告制度は、予防接種後の被接種者の健康状況の変化についての情報を収集し広く国民に提供することおよび今後の予防接種行政の推進に資することを目的として、平成6年の予防接種法改正に伴い実施されてきたものであり、本集計報告書は厚生労働省に提出された予防接種後副反応報告書（表6）を、報告基準（表7）にある臨床症状ごとに単純集計し、まとめたものである。

この報告書は医師のみでなく、本人または保護者、学校の養護教諭、担任等でも提出できる方式になっており、予防接種ガイドラインに記載されている報告書をコピーして記入し、直接市町村長へ提出ができることになっている。接種医師または主治医と状況をよく相談して報告されることが望ましいが、諸事情によって不可能なことも予測されるため、基本的には誰でも報告できるよう配慮されている。

当該報告制度の留意点は以下のとおりである。

(a) 本報告は、予防接種法に基づく定期接種として実施された予防接種を対象としており、いわゆる任意の予防接種は報告・集計の対象とはなっていない。

(b) 報告するかどうかの判断は報告者が行うため、各都道府県の接種対象者人口などを考慮しても報告数に県ごとのばらつきが大きく、副反応数の発生率などについてはこのデータからは分析できない。

　ワクチン別の副反応発生頻度については本報告ではなく、平成8年度より実施している予防接種後・健康状況調査事業の報告書を参照されたい。

(c) 本報告は、予防接種との因果関係の有無に関係なく予防接種後に健康状況の変化をきたした症例を集計したものであり、これらの症例の中には、予防接種によって引き起こされた反応だけでなく、予防接種との関連性が考えられない偶発事象等も含まれている。

　集計に当たっては、予防接種との因果関係がないと思われるもの、もしくは、報告基準の範囲外の報告等についても排除せず、

## 表６　予防接種後副反応報告書（一類疾病）

市町村長　殿

| | | | | | | |
|---|---|---|---|---|---|---|
| 患　　者<br>（被接種者） | 氏名 | | 性別 | 1 男　2 女 | 年齢 | 歳　カ月<br>（昭和・平成　年　月　日生） |
| | 住所 | | | | 電話番号 | |
| | 保護者氏名 | | | | | |
| 接　種　者 | 氏名（名称） | | | | | |
| | 住　　所 | | | | 電話番号 | |
| | 接種場所 | 1 診療所　2 病院　3 保健所　4 学校　5 公民館　6 その他（　　） | | | | |
| 報　告　者 | 氏名（名称） | | | | | |
| | | 1 接種者　2 主治医　3 本人または保護者　4 その他（　　） | | | | |
| | 住　　所 | | | | | |
| 接種の状況 | 接　種　日 | 平成　年　月　日　午前・午後　時　分 | | | | |
| | ワクチンの種類 | 製造所名 | | ロット番号 | | |
| | | 接種部位 | | 接種方法 | | |
| | 接種前の体温 | ℃ | | | | |
| | 家　族　歴 | | | 出生体重 | グラム | |
| | 予診票での留意点<br>（アレルギー・基礎疾患・発育・最近１ヵ月以内のワクチン接種や病気等） | | | | 1 なし　2 あり | |
| 副反応の概要 | 発生時刻 | 平成　年　月　日　午前・午後　時　分 | | | | |
| | 概要（症状・徴候・臨床経過・診断・検査） | | | | | |
| | 他の疾患の可能性 | | | | | |
| ※予　　後 | 1　死亡　剖検所見（　　）<br>2　重篤（死亡の危険あり）<br>3　入院（病院名　　入院日　　退院日　　）<br>4　後遺症<br>5　その他（　　） | | | | | |
| ※回復状況 | 1　回復している　2　まだ回復していない　3　不明 | | | | | |
| 報告回数 | 1　第１報　2　第２報　3　第３報以後 | | | | | |

市町村記入欄

| | | | |
|---|---|---|---|
| 受付日時 | 年　月　日　時　分 | 受付者氏名 | |

この報告書は、予防接種の接種後、別添報告基準に該当する者を診断したときに、必要事項を記載のうえ、ただちにその者の居住地を管轄する市町村長に提出すること。ただし、※欄については、経過観察後の報告（第２報）でさしつかえないこと

＜記載上の注意＞
1　用紙の大きさはＡ列４番とすること。
2　アラビア数字のある場合は、該当する数字を○で囲むこと。
3　報告内容は、別添の報告基準を参照のこと。

　

**表7　定期接種後の副反応について[1)]**

予防接種後副反応報告書

報告基準

| 予防接種 | 臨　床　症　状 | 接種後症状発生までの時間 |
|---|---|---|
| ジフテリア<br>百日咳<br>破傷風<br>日本脳炎<br>インフルエンザ | ① アナフィラキシー<br>② 脳炎、脳症<br>③ その他の中枢神経症状<br>④ 上記症状に伴う後遺症<br>⑤ 局所の異常腫脹（肘を越える）<br>⑥ 全身の発疹または39.0℃以上の発熱<br>⑦ その他、通常の接種ではみられない異常反応 | 24時間<br>7日<br>7日<br>＊<br>7日<br>2日<br>＊ |
| 麻しん<br>風しん | ① アナフィラキシー<br>② 脳炎、脳症<br>③ その他けいれんを含む中枢神経症状<br>④ 上記症状に伴う後遺症<br>⑤ その他、通常の接種ではみられない異常反応 | 24時間<br>21日<br>21日<br>＊<br>＊ |
| ポリオ | ① 急性灰白髄炎（麻痺）<br>免疫不全のない者<br>免疫不全のある者<br>ワクチン服用者との接触者<br>② 上記症状に伴う後遺症<br>③ その他、通常の接種ではみられない異常反応 | <br>35日<br>1年<br>＊<br>＊<br>＊ |
| BCG | ① 腋窩リンパ節腫脹（直径1cm以上）<br>② 接種局所の膿瘍<br>③ 骨炎、骨膜炎<br>④ 皮膚結核（狼瘡等）<br>⑤ 全身播種性BCG感染症<br>⑥ その他、通常の接種ではみられない異常反応 | 2ヵ月<br>1ヵ月<br>6ヵ月<br>6ヵ月<br>6ヵ月<br>＊ |

注1　表中にないものでも下記の趣旨に合致すると判断したものは報告すること
　① 死亡したもの
　② 臨床症状の重篤なもの
　③ 後遺症を残す可能性のあるもの

注2　接種から症状の発生までの時間を特定しない項目（＊）についての考え方
　① 後遺症は、急性期になんらかの症状を呈したものの後遺症を意味しており、数ヵ月後、数年後に初めて症状がでた場合をいうものではない。
　② その他、通常の接種ではみられない異常反応とは、予防接種と医学的に関連があるか、または時間的に密接な関連性があると判断されるもの
　③ ポリオ生ワクチン服用者との接触者における急性灰白髄炎（麻痺）は、接触歴が明らかでない者でもポリオワクチンウイルス株が分離された場合は対象に含める。

注3　本基準は予防接種後に一定の症状が現れた者の報告基準であり、予防接種との因果関係や予防接種健康被害救済と直接結びつくものではない。

**表8　ワクチン別副反応報告数**[4)]
（平成16年4月～平成17年3月）

| ワクチン | 症例数 | 副反応件数 |
|---|---|---|
| DPT | 155例 | 161件 |
| DT | 15例 | 15件 |
| 麻しん | 21例 | 41件 |
| 風しん | 7例 | 8件 |
| 日本脳炎 | 43例 | 77件 |
| ポリオ | 19例 | 19件 |
| BCG | 84例 | 90件 |
| インフルエンザ | 37例 | 41件 |
| 計 | 381例 | 452件 |

※症例数は副反応が起こった人の報告人数であり、副反応件数はその人数に対する副反応の発生数（重複あり）である。

**表9　（参考）ワクチン別接種者数**[4)]
（平成15年4月～平成16年3月）

| ワクチン | 接種者数 |
|---|---|
| DPT | 4,587,203 |
| DT | 851,412 |
| 麻しん | 1,188,872 |
| 風しん | 1,368,096 |
| 日本脳炎 | 4,476,121 |
| ポリオ | 2,248,721 |
| BCG | 1,088,221 |
| インフルエンザ | 10,862,299 |
| 計 | 26,670,945 |

単純計算してまとめている。

(d) 本報告は、予防接種健康被害救済制度と直接結びつくものではない。救済措置の給付を申請する場合には、別途、各市町村でまとめた書類の提出が必要であるので誤解のないようにしていただきたい。

(e) 最新の報告は平成16年4月～平成17年3月であるが、その期間のワクチン別副反応報告数は、表8のごとく381例の報告があり452件が報告された。ワクチン別内訳は表の通りである。また1年前年になるが、平成15年4月〜平成16年3月までのワクチン別接種者数は計26,670,945人であり、内訳は表9のごとくであるので参考にしていただきたい。

以上2つの予防接種後副反応調査についてまとめた。これらの調査によって予防接種の副反応の実態が少しずつ明らかになってきており、副反応の正しい判定ができる努力の継続が大切である。関係各位の継続した努力が期待されている。

**文献**

1）予防接種ガイドライン：予防接種ガイドライン等検討委員会，監修：厚生労働省健康局結核感染症課 2005 改編.
2）予防接種関係法令通知集：16年8月改訂，監修：予防接種研究会.
3）予防接種健康被害救済制度の手引き：予防接種リサーチセンター，16年8月発行.
4）予防接種後健康状況調査集計報告書：累計：平成14年4月1日〜平成15年3月31日，予防接種副反応・健康状況調査検討会，厚生労働省健康局結核感染症課.
5）予防接種後副反応報告書 No. 9：予防接種後副反応・健康状況調査検討委員会，厚生労働省健康局結核感染症課.

（神谷　　齊）

第 1 章

# 予防接種総論

## V．今後開発、改良されるべきワクチン

ワクチン開発の歴史は、ジェンナーの天然痘ワクチン（種痘）に始まり、約200年の歴史をもつ。このワクチンは世界保健機関（WHO）の努力で全世界で使われ、人類は天然痘をこの世から撲滅させることに成功した。種痘以後、数多くの細菌やウイルスワクチンが開発され実用化されているが、新興・再興感染症の脅威も含め、数多くの感染症から人類を守るワクチンの実用化が強く望まれている。ワクチンは大きくわけ、生ワクチン、不活化ワクチン、トキソイドワクチンに分類される。最近になり、いずれのワクチンにも分子生物学的手法が導入され、現行ワクチンの改良と新しいワクチンの開発が盛んに行われている。

### A．現行ワクチン

#### 1．生ワクチン、不活化ワクチンおよびトキソイドワクチン

BCG、麻しん、水痘などの生ワクチンの利点は少量の弱毒された細菌やウイルスを接種することにより、発症させることなく免疫を賦与できることである。遺伝的にも安定した良好な弱毒株を得てシードロットが確立できれば安全性、有効性が安定した生ワクチンの製造を安価に行うことが可能となる。また、液性抗体に加え細胞性免疫が誘導され、長期間持続する免疫が得られることが期待できる。一方、欠点としては弱毒の程度により臨床反応がみられることや、弱毒株から強毒株に復帰する可能性がある。しかし、ウイルスの特異マーカーや遺伝子の塩基配列の解析から強毒と弱毒ウイルスは区別さ

れ、また、シードウイルスの継代数を制限して製造工程で性状の変異がないよう製造管理がなされている。

良好な弱毒変異ウイルス株を得るためには、ヒト以外の動物細胞で長期間培養し、ヒト細胞での増殖性が原株に比して低い宿主依存性変異株を分離することである（麻しんやおたふくかぜワクチン株は鶏卵細胞で長期間継代）。また、体内で高度に増殖できないような温度感受性変異株も得られている（経口生ポリオワクチンセービン株）。

日本脳炎ワクチンなどの不活化ワクチンは、生きた病原体をホルマリン等で不活化したものであるが、その特徴は感染性がないので接種された抗原が体内で増殖せず、一般的には臨床反応が少ない。しかし、大量の抗原を精製して用いるために製造施設が大規模となりコストが高くなること、また、免疫を得るのに数回の接種が必要であるなどの問題がある。現行の不活化ワクチンには細菌やウイルスの病原体を殺し、病原体全体をワクチンとするもの（コレラ、日本脳炎ワクチン）、細菌の産生する毒素を精製し無毒化してワクチンとしているもの（破傷風、ジフテリアトキソイド）、さらに病原体の免疫原のみを精製しワクチンとしているもの（精製百日咳ワクチン、インフルエンザ HA ワクチン）等がある。

このほかに、わが国でも高齢者の肺炎球菌感染症の予防に肺炎球菌ワクチンが使用されている。このワクチンは病原体、あるいは病原体由来の蛋白性抗原を成分とする通常のワクチンと異なり、肺炎球菌（*Streptococcus pneumoniae*）の莢膜多糖体を精製して製造される。肺炎球菌には多くの血清型があるが、ワクチンは 23 種類の血清型の莢膜多糖体をそれぞれ 25 $\mu$g/0.5 m*l* 含む 23 価ワクチンである。通常、2 歳以上で肺炎球菌による重篤疾患に罹患する危険が高い人に、0.5 m*l* を皮下または筋肉内に 1 回接種する。

## 2．わが国では未認可であるが諸外国で使用されているワクチン

わが国では認可されていないが、5 歳以下の小児の細菌性髄膜炎予防を目的とし、欧米諸国はもとより発展途上国でも定期予防接種プログラムに組み込まれているワクチンにインフルエンザ b 菌（*Haemophilus influenzae type b*；Hib）ワクチンがある。このワクチンは a〜f の 6 種類の血清型があるインフルエンザ菌のうち、全身感染症の起炎菌となるインフルエンザ菌 type b の莢

膜多糖体を分離精製し、ワクチンとしたものである。接種年齢（1～2 歳）の子どもには免疫原性が弱いのでキャリア蛋白（破傷風トキソイド等）と結合させ、免疫原性を高めたものが使われている。

Hib ワクチンと同様に莢膜多糖体を精製したものをワクチン成分とする髄膜炎菌ワクチンもある。現在、このワクチンはアフリカ、中近東などの流行地で使用されている。

このほかに、ポリオの根絶とワクチン関連ポリオ麻痺患者（VAPP）の発生を避ける目的で不活化ポリオワクチン（IPV）が欧米では広く使用されている。このワクチンは 1～3 型のポリオウイルス強毒株（1 型 Mahoney 株、2 型 MEF1 株、3 型 Saukett 株）をサル腎細胞由来の Vero 細胞で培養したウイルスを精製し、ホルマリンで不活化したものである。米国では生後 2 ヵ月から 4～6 歳の間に 4 回接種することになっている。

わが国で開発中の IPV は生ワクチンのセービン株を Vero 細胞で培養したもので、IPV 単味のものと DPT ワクチンと混合した DPT-IPV ワクチンが近く実用化される予定である。

# B．新しいワクチン開発のための戦略

エイズウイルス、サイトメガロウイルス、単純ヘルペスウイルス、ロタウイルス、パピローマウイルス、デングウイルス、C 型肝炎ウイルス、マラリア原虫等の感染症に対するワクチン開発が強く要望されているが、種々の新興・再興感染症に対する予防ワクチンも含めこれからの新しいワクチンの開発、供給の戦略を考えていく必要がある。

## 1．分子生物学的手法による現行弱毒生ワクチンの改良

現在広く用いられている生ワクチンは、自然の疾患に比べ臨床症状がきわめて軽く、効果が不活化ワクチンに比し優位に高いものが用いられている。しかし、ウイルスの病原性を規定する遺伝子がウイルス側にあり、これが同定されれば、分子生物学的手法を用いて、病原性のない免疫原性の高いワクチン株を作出できる。この例として、野本らはポリオ生ワクチンの改良を試

JCLS 88002-481

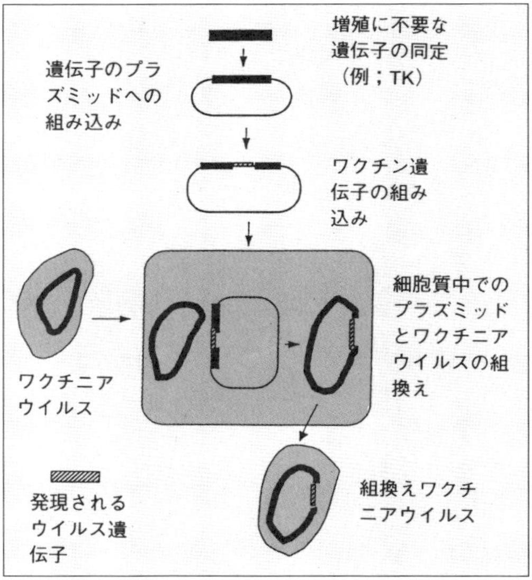
増殖に不要な
遺伝子の同定
（例；TK）
遺伝子のプラ
ズミッドへの
組み込み
ワクチン遺
伝子の組み
込み
細胞質中での
プラズミッド
とワクチニア
ウイルスの組
換え
ワクチニア
ウイルス
発現される
ウイルス遺
伝子
組換えワクチ
ニアウイルス

**図5　VV に他のウイルスや細菌の防御抗原遺伝子を組み込み VV との組換えウイルスを作成する**[2)]

み、1型ポリオ弱毒ウイルスのカプシドをほかの型と入れ替えた新しいワクチン用ウイルス株を作出した。このことによって、今まで毒性が不安定であった 2、3 型ポリオワクチンにも、安定度の高い弱毒株が得られることになった[1)]。

## 2．ウイルスや細菌をベクターとした組換え生ワクチン

ひとつの新しい生ワクチン開発の試みが、1982 年のワクチニアウイルス（VV）をベクターに用いる発想から始まった。その方法は、天然痘のワクチンとして用いられてきた VV の遺伝子を解析し、ウイルスの増殖に必要のない遺伝子（この遺伝子がなくても増殖できる遺伝子；たとえばチミジンキナーゼ）に種々の遺伝子（感染防御に関連する抗原を発現させる遺伝子）を組み込み、この DNA を細胞に注入し、同じ細胞に感染させた VV と組換えウイルスを作らせる方法である（図 5）[2)]。この方法でヒト免疫不全ウイルス

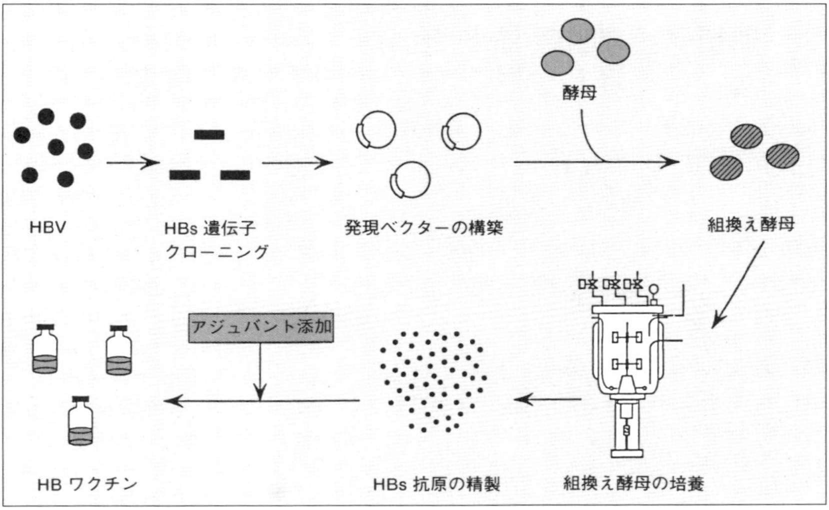
酵母
HBV
HBs 遺伝子
クローニング
発現ベクターの構築
組換え酵母
アジュバント添加
HB ワクチン
HBs 抗原の精製
組換え酵母の培養

**図 6　B 型肝炎の表面抗原である s 抗原を酵母中で作成する**[3)]

(HIV)、ヒト T 細胞白血病ウイルス-1（HTLV-1)、単純ヘルペスウイルス(HSV)、狂犬病ウイルス、HBV をはじめ多くのウイルス病のワクチン開発が試みられている。このワクチンの利点は、複数のウイルス遺伝子を挿入でき、多価ワクチンとして働き得ることであるが、天然痘が撲滅できた今、多少の臨床反応が認められる VV を用いることに異論もある。

また、弱毒生黄熱ワクチンのワクチン製造株である 17D 株をベクターとする日本脳炎ワクチンの開発がなされている。このワクチンは黄熱ウイルスの構造遺伝子である膜蛋白遺伝子を、同じフラビウイルスである日本脳炎ウイルス（中国で開発された弱毒日本脳炎ウイルス株 SA14-14-2）のそれと組換えた弱毒生キメラウイルスワクチンである。人に接種した場合、日本脳炎に対する高い免疫が賦与される。しかし、まだ認可はされていない。

そのほかのウイルスベクターとしてアデノウイルス、HSV、水痘帯状疱疹ウイルス、さらに、細菌性生ワクチンである BCG をベクターとして用いるワクチン開発も試みられている。これらのワクチンの特徴は、1 回の接種で複数のワクチン効果を期待できるよう複数の感染防御抗原遺伝子を組み込んだワクチン開発を可能にするものである。

## 3．遺伝子工学的手法を用いた新しいサブユニットワクチンの開発

現在一般に用いられているB型肝炎ウイルス（HBV）ワクチンは、HBV遺伝子のS遺伝子領域（PreS領域を含む場合もある）を適当なプロモーターの下流につなぎ、酵母や動物細胞に注入して作出されたHBs抗原を産生する組換え体の培養よりHBs抗原を採取・精製してワクチンとしたものである（図6）[3)]。この精製抗原は電子顕微鏡で観察すると、あたかも血漿中のHBs抗原のように直径約20 nmの球状をしている。HBワクチンは現在、酵母や動物細胞で作製されたものが用いられている。これにより、HBワクチンがHBs抗原キャリアーの患者血漿を原材料とすることなく、安全に安価で大量に製造することが可能となり、各国で広く使用されている。

一般にワクチンとして免疫原性を有する蛋白を細菌や酵母の中で発現させても正常な高次構造をもつ抗原を得ることはできない。そのため、日本脳炎ウイルスの場合はエンベロープに存在するE蛋白（感染防御抗原）とpreM蛋白を同時に発現させ分子会合させることによりウイルス様粒子（VLP）を形成させることができるので、有効なワクチンの実用化の可能性がある。したがって、この方法ではVLPを作るような抗原を成分とするワクチン開発には有効な手段である。

## 4．合成ポリペプチドワクチンの開発

蛋白の抗原性を発揮する部位（抗原決定基）をエピトープと呼ぶが、このエピトープのペプチドを合成し、ワクチンとする試みがなされている。この利点は純度が高く、長期間安定で、感染性がないことである。しかし、半面、自然の蛋白は立体構造を有するため、合成ペプチドが自然抗原と同じ抗原性を発揮することは困難で免疫原性を高めるために融合蛋白にしたり、キャリアー蛋白に結合させたりする必要がある。現在開発されつつあるワクチンとして、HIV、マラリア、HBVに対するワクチンがある。

## 5．抗イデイオタイプ抗体（anti-idiotype）ワクチンの開発

抗体は抗原と結合する部位があり、もし、ある抗原決定基に反応する抗体

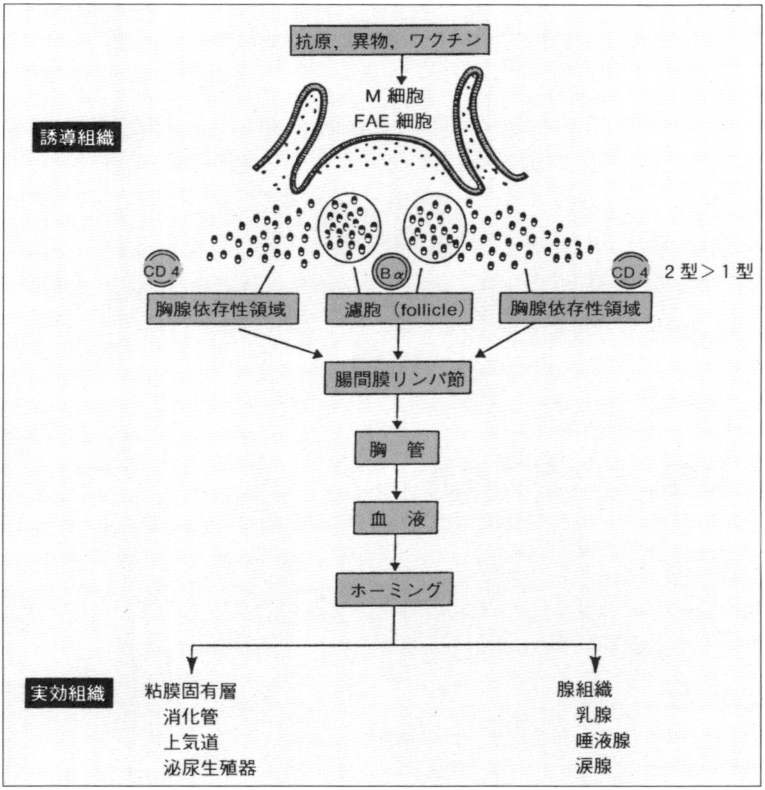
抗原，異物，ワクチン
M 細胞
FAE 細胞
誘導組織
CD 4
Bα
CD 4
2 型＞1 型
胸腺依存性領域
濾胞（follicle）
胸腺依存性領域
腸間膜リンパ節
胸　管
血　液
ホーミング
実効組織
粘膜固有層
消化管
上気道
泌尿生殖器
腺組織
乳腺
唾液腺
涙腺

**図 7　粘膜免疫の誘導と実行組織[5)]**

廣井隆親，他：粘膜関連リンパ組織（MALT）と粘膜免疫―MALTを介した IgA 応答の誘導―．免疫薬理 **11**：243-251，1993

を免疫すれば、その抗原決定基と同じイメージの抗体ができるはずである。この抗体を抗原として用いれば､抗原を接種したことと理論上は同じになる。このような発想で開発されつつあるワクチンに HBV、*Treponema*、*Schistosoma* に対するワクチンがある。

## 6．核酸（DNA）ワクチンの開発

従来のワクチンは不活化した病原体やその成分、あるいは弱毒した病原体をワクチン成分としたものであるが、1990 年に Wolff ら[4)]がマウスの筋肉内にDNAを注射すると抗原が体内で発現されることを初めて報告して以来、感染防御抗原をコードした遺伝子を動物の体内で発現させる核酸ワクチンの開発が試みられている。この場合、抗原が自分の細胞内で発現されるので正常な抗原構造や糖鎖の付加などの蛋白合成後の修飾も正常で理想に近い。さらに宿主で蛋白の合成が行われるので、クラスⅠ主要組織適合性抗原との反応も正常で液性免疫のみならず細胞性免疫の誘導も期待される。この手法でインフルエンザ、牛ヘルペス、狂犬病、マラリア、HIV等のワクチン開発が報告されている。しかしリスクとして抗DNA抗体の産生（自己免疫疾患の発症）、細胞中での抗原の長期間産生（炎症反応、免疫寛容）、宿主細胞DNAへのプラスミドDNA組み込み（発癌性）等の問題がある。これらの問題が解決されねばワクチンとして用いられない。

## 7．粘膜ワクチンの開発

弱毒生ポリオワクチンは経口投与されるが、血清抗体の産生のほかに腸管に分泌型IgAの産生を促した。これは腸管や他の粘膜には新たな免疫機構が存在することが予想された（図7）[5]。このことが引き金となり新たに自然の感染ルートによるワクチン投与が考えられている。田村ら[6]は、コレラトキシン（CTB）や大腸菌易熱性毒素を粘膜免疫アジュバントとして加えた経鼻インフルエンザワクチンの開発を行っている。このワクチンの経鼻接種により鼻腔中に分泌型IgA抗体が誘導され、インフルエンザウイルスの侵入阻止が期待される。このように今後、ワクチンの改良と合わせて新たなワクチンの投与法の検討も進められている。

## 8．既存の方法による現行ワクチンの改良

現行日本脳炎ワクチンはマウス脳由来であるため種々の問題が指摘され、組換えDNA技術による新しいワクチンの開発が試みられてきたが、いまだ実用化されていない。石川ら[7]はIPVの製造に用いられるVero細胞で日本脳炎ワクチンのシードウイルス北京株を培養し、得られたウイルスを精製・不活化することで細胞培養による不活化ワクチンの開発に成功した。この方法では、Vero細胞は培養タンクで培養され、ウイルス接種後に培養液からウイルスを精製しホルマリンで不活化する。純度、免疫原性に優れている。

また、鳥インフルエンザウイルス（H5N1）の流行が東南アジア、日本、韓

国、中国等で問題となり、新型ウイルスによるパンデミックが危惧されている。このため、WHO をはじめ各国でこれに対応した発育鶏卵や MDCK 細胞培養によるワクチン開発が進められている。本ウイルスは病原性がきわめて高いことから、遺伝子操作による弱毒ウイルスの作出が必要であること、ウイルス増殖性が低いこと、免疫原性を高めるためにホルマリン不活化全粒子にアルミアジュバントを加えること、短期間に大量のワクチンを製造する必要があることなどの問題がある。また、全粒子ワクチン使用による副反応の出現率が高まる可能性もある。しかし、早急に開発し新型インフルエンザのパンデミックに備えなければならない緊急性の高いワクチンである。

## まとめ

分子生物学的手法を用いて、多くの新しいワクチンの開発が試みられているとともに、現行ワクチンやその投与方法の改良も試みられている。いずれにしても異種抗原を体内に投与するので、完全に副反応のないワクチンを開発することはきわめて困難である。しかしながら、ワクチン投与の利益は医師、被接種者ともに冷静に判断して行われねばならないことで、そのためにも有効で安全なワクチンの供給と開発が絶間なく行われることが必須である。

### 文　献

1）Nomoto A, et al：Strategy for construction of live picornavirus vaccines. Vaccine 6：134-137, 1988.

2）Miyanohara A, et al：Expression of hepatitis B surface antigen genes in yeast. Proc. Natl. Acad. Sci. USA. 80：1-5, 1983.

3）Papicali D, et al：Construction of poxviruses as cloning vectors：Insertion of the thymidine kinase gene from herpes simplex virus into the DNA of infectious vaccinia virus. Proc. Natl. Acad. Sci. USA. 79：4927-4931, 1982.

4）Wolff JA, et al：Direct gene transfer into mouse muscle in vivo. Science 247：1465-1468, 1990.

5）廣井隆親，他：粘膜関連リンパ組織（MALT）と粘膜免疫—MALT を介した IgA 応の誘導—．免疫薬理 11：243-251，1993.

6）Tamura S-I, et al：Protection against influenza virus infection by a two-dose regimen of nasal vaccination using vaccines combined with cholera toxin B

　JCLS 88002-481

subunit. Vaccine 7：314-320, 1989.
7）石川豊数，他：継代細胞を用いた不活化日本脳炎ワクチンの開発．臨床とウイルス 26：340-350，1998.

（高見沢　昭久、山西　弘一）

第 1 章

# 予防接種総論

# VI. 海外渡航時、留学時の予防接種スケジュール

近年、海外へ出かける日本人の数は年間千数百万人、海外で生活をしている人たちは 70 万人におよぶといわれている。そのような状況のなか、当然子連れでの移動も増加し、かくて小児科の外来には大人も含めて海外旅行、海外出張がらみの予防接種の相談が多くなってくる。一般小児科の外来のなかで予防接種を実施する割合が高くなっている現在、小児科外来もこの「国際化」に対応する必要があろう。また海外へ出かける子どもたち、帰国あるいは日本へやってきた子どもたちにも等しく、本来防ぎうる感染症に不用意にさらされることのないようにすることは、小児科医あるいは一般医にとって重要な仕事の 1 つである。さらに子どもだけではなく、成人を含めた広い感染症予防のツールとしてのワクチンに対する取り組みが求められている。

ここでは紙数の関係もあり、海外へ出かける人たちのための予防接種の基本的部分について簡単に述べたので、各国の詳細などについては文末にあげた書などを参照していただきたい。

## A. 海外渡航者への予防接種の原則（表 10）

表 10 に筆者の考えている原則をまとめた。ある程度の種類の予防接種を計画的に行うためには時間的余裕が必要で、少なくとも 2〜3 ヵ月、できたら半年ほどの余裕がほしい。出発寸前のワクチン接種は、万が一の副反応あるいはある程度予測ができるもの（たとえば麻しん接種後 10 日目の発熱・

**表 10　海外渡航者への予防接種の原則**

1．時間的余裕をもって相談してもらうようにする
2．EPI ワクチン（麻しん・ポリオ・DPT・BCG）を最優先とする
　アジア方面では日本脳炎も優先的に行う
3．多種同時接種方式を組み込むこともある
4．現地で必要とされるワクチンは必要である
5．長期滞在であれば、渡航後は現地の接種スタイルに合わせる
6．渡航寸前にはワクチン接種は行わない
　生ワクチン：2～3 週間以内
　不活化ワクチン：4 日以内
7．一時帰国の可能性があるならそのときに追加を行うことがある

発疹など）などが、旅行中や住居地に到着したばかりの不安定な状態にあっては好ましくないので、できるだけ避けるようにしている。

わが国では、DPT（Diphtheria、Pertussis、Tetanus）混合ワクチン以外は単独接種が原則であるが、海外では DPT/生ポリオ（OPV）、MMR（Measles、Mumps、Rubella）はほぼルーチンであり、DPT/不活化ポリオ（IPV）/HB＜Hepatitis B/Hib（Haemophilus influenzae b）＞などの組み合わせによる同時接種も通常に行っている国が多くなっている。これは接種回数そのものを減らすことと、受診回数を減らすことによりワクチン接種を徹底しようとする意図が含まれているもので、より多種の混合ワクチンにするための開発が積極的に進められている。

わが国においても、予防接種を行うにあたって時間的余裕のない場合などは、黄熱とコレラワクチンの組み合わせを除き（ともに効果が減衰するとされている）、多くのワクチンは多種同時（同日）接種方式を採用することが可能であるが、医学的には通常問題のないこと（副反応発生率が高くなったり、ワクチン効果が減弱することはない）などを本人または保護者に説明し、了解を得る必要がある。なお同時接種であっても、DPT などのように製品として混合ワクチンとなっている場合を除き、それぞれのワクチンをそれぞれ異なった部位に接種する。また同時（日）に接種することは可能であるが、日をおいて接種する場合には規定の間隔（不活化ワクチン 6 日以上、生ワクチン 27 日以上）をそれぞれあける必要がある。

接種ワクチンの原則は、どこの国に出かけるのであれ、年齢を問わず、WHO が中心となって世界的規模ですすめている EPI ワクチン（Expanded

表 11　日本で受けるワクチン、諸外国で受けるワクチン

| 日本 | EPI（共通）**** | 諸外国 |
|---|---|---|
| MR | 麻しん | MMR* |
| 日本脳炎 | ポリオ | インフルエンザ b 菌*（Hib） |
| 風しん（単独） | DPT | A 型肝炎 |
| ムンプス（単独） | BCG | 黄熱 |
| 水痘 | （B 型肝炎） | コレラ |
| インフルエンザ** | | 腸チフス* |
| A 型肝炎*** | | ペスト |
| | | 狂犬病 |
| | | 髄膜炎菌* |

*：日本では通常接種（入手）できない
**：諸外国では老人・ハイリスク者がおもな対象
***：日本では 16 歳以上が今のところ対象
****：EPI＝Expanded Programme on Immunization

Programme on Immunization：表 11)、すなわち麻しん・ポリオ・DPT・BCG を最優先に行うとよい。年長者あるいは成人でも、これまでに EPI の基本的予防接種がすんでいない者については、BCG を除いて出発前に国内で接種をすませるようにしておくとよい。

ちょっとした小旅行程度の海外渡航であるならば、慌てていくつもの予防接種を行うことはないが、少なくとも海外旅行に小児を連れて行くときは、国内において日常から行うべきワクチンくらいはその年齢に応じて接種をすませておくことが必要であり、旅行社などもこの点一言添えていただきたいものである。親の都合の日程で、無防備のまま小さい子どもを海外に連れ出すことは、危険な状況となる場合もあることを強調したい。

## B. わが国と諸外国の予防接種の相違点

わが国と諸外国では、予防接種について種類（表 11）・方式（表 12）・時期と回数（表 13）などいくつかの相違点があることを理解しておく必要がある。麻しん・ポリオ・DPT・BCG が、EPI ワクチンとしてほぼ各国共通である。わが国では、日本脳炎が定期接種とされているが、アジアの一部（中国・韓国・タイ・マレーシア・ベトナムなどではすでに全国的または一部で実施

**表 12　接種方法の違い**

| | 日本 | 諸外国 |
|---|---|---|
| BCG | 管針法 | 注射法（臀部・大腿部・上腕部など）<br>BCG 接種をしない国もある |
| ポリオ | 経口生ワクチン | 一部不活化ワクチン（注射） |
| 同時接種 | DPT 以外は単独 | DPT/ポリオ＋HB＋Hib、MMR など |

**表 13　接種時期・回数の違い**

| | 日本 | 諸外国 |
|---|---|---|
| BCG | 生後 3 ヵ月〜6 ヵ月に 1 回 | 出生時 1 回、一部ではなし |
| ポリオ | 生後 3 ヵ月より 2 回 | 生後 2 ヵ月頃より 3〜4 回 |
| DPT | 生後 3 ヵ月より 4 回 | 生後 2 ヵ月頃より 3〜4 回 |
| DT | 中 1 頃に追加 | 4〜6 歳で DT、思春期頃に T 追加などさまざま |
| 麻疹 | 12〜15 ヵ月麻しん単独 1 回<br>（H.18.4 より MR 2 回導入） | 多くは 1 歳すぎ、早期接種の国もある（生後 9 ヵ月）<br>同時接種（MMR）<br>2 回接種（4〜6 歳または思春期） |
| HB | HB/HBIG（対象限定） | 出生時より 3 回（全新生児） |

*HBIG：HB γ グロブリン

されている）を除いては通常行われていない。またわが国では、麻しん・風しん・ムンプス・水痘はそれぞれ単独接種として、このうちムンプス・水痘は任意接種として実用化されている。海外では麻しん・風しん・ムンプスは MMR として同時接種、インフルエンザ b（Hib）ワクチンを採用する国が増えている。欧米で水痘ワクチンを導入する国も増えつつある（米国では定期接種としてすすめられている）。B 型肝炎は日本では接種対象者は HB 抗原キャリアーの母親から出生した児に限定されているが、海外では導入している国のほぼすべてが全新生児を対象として出生後ただちに接種している。

海外で受けるワクチンの品質については、いわゆる先進国であれば問題はないが、途上国では WHO の品質基準を満たしていないワクチンを生産している国もあるので、途上国での予防接種にあたっては、外国人への予防接種に経験のあるクリニックなどで接種を受けるとした方が一般的には無難である。一部では停電や電圧などの問題から冷蔵庫での保存状態に疑問のある地域もあるので、この点も信頼のある医療機関での接種を勧める。

なおワクチン接種については、わが国では「保健所などの公的機関からの連絡を待ってする受け身的な行為」が中心であるが、多くの国では、子どもを感染症から守るための「保護者の主体的行動」であることを、保護者に理解してもらうようにすることも重要である。待っていたのでは予防接種を受けることはできないことがある。

## C. おもなワクチンについて

### 1. BCG

乳児については、出国までに接種をすませておくようにする。年長者であれば通常再接種の必要はない（十分な効果が期待できない）。

### 2. ポリオ

年長者を含めて、生ワクチンの合計 3 回の接種を原則とする（できれば 1 回の追加接種を国内にいるうちに受ける、あるいは現地での追加接種を勧める。不活化ワクチンが導入されている国では、規定回数をその地で受けてもよい。

### 3. DPT

たとえ多少の間隔があいたとしても、少なくとも合計 4 回の DPT はやっておいたほうがよい。日本のワクチンは無細胞型（acellular type）であるので、外国ではまだ使用されている全細胞型（whole cell type）に比べて発熱率などは低い。なお残った回数の追加分を海外で受けても通常問題はない（海外でも acellular type を採用する国が増えつつある。また海外で new DPT といわれるものは acellular type を意味している）。

留学生などの年長者の場合には、小学校 6 年での DT 接種がなされているかどうかの確認をし、していない場合には DT 接種を、DT から 10 年以上を経ていれば破傷風の単独追加をしておくように勧める。

### 4. 麻しん

1 歳以上での出国であるのなら、なるべく早く国内で接種をすませる。1 歳以下であるならば、行先国の方式に従う（生後 9 ヵ月での接種を行う国もある)。麻しんの追加接種（2回接種）を導入する国は多く、現地で行われているなら、受けることを勧める（MMRが行われている国であるならば、現地でのMMR接種もよい。アメリカなどで長期滞在をする場合には、入学時・入園時などに麻しんの2回目接種の確認あるいは抗体陽性であることの証明を求められるので、自然麻しんの経験者を除いては、出国前に国内で2回目をすませておくことがよいであろう。なお平成18年4月よりわが国においても麻しん、風しんの2回接種およびMR混合ワクチンの導入が行われる。

## 5．HB

出生児の母子感染が目下最大の問題であるので、新生児期を外れた場合には受けるべきワクチンとしての優先順位は低い。しかし接種することにより垂直感染を防ぐメリットはあるので、時間的余裕があれば接種を勧める。

## 6．日本脳炎

アジア地域に在住する予定者には、出国前に接種を受けておくことを勧める。追加接種は、一時帰国などの機会に行えばよい。

## 7．風しん・ムンプス

風しんは麻しんに次いでなるべく早く接種をすませ、ムンプスは時間に余裕があれば接種を勧める。欧米への留学生などでは、入学前での接種を求められることがあるので、この場合は求めに従う必要がある。時間的余裕がなければ風しん/ムンプスなどのワクチン接種を同時に行うこともある。現地においてMMRでも差し支えはない。平成17年4月より我が国では麻しん、風しん混合ワクチン（MR）の導入が行われる。

## 8．水痘

海外で接種できる国はまだ少ないので、時間的余裕があれば接種を行っておくとよい。

## 9．インフルエンザ

免疫の持続の短さから、海外へ行く者については通常勧めていない。海外では、老人・ハイリスク者などを接種対象とするところが多いが、米国では乳幼児に対しても接種を勧めるようになってきている。

## 10．インフルエンザb菌（Hib）

乳幼児については、海外で接種の機会があれば接種を受けるメリットは高い。わが国ではその使用について認可申請中の段階である。

## 11．A型肝炎

途上国に出かける思春期以降の者には勧められる。小児での優先度は低い。

## 12．黄熱

熱帯アフリカ方面へ出かける者は、国際保健規則にのっとってあらかじめの接種が求められる。南米にも入国時に接種してあることを求められる国がある。接種の必要性については、検疫所、行き先国の在日大使館などで確認ができる。

## 13．腸チフス

かつて使用されていた不活化型腸チフスワクチンは有効性が低く次第に使用されなくなったが、経口生ワクチン（Ty21a）と、新たに開発された不活化ワクチン（Vi多糖体ワクチン）が使用されている。生ワクチンは腸管局所での抗体産生を促すため有効性が高いといわれているが、免疫能低下者での投与は禁忌であり、適用年齢は6歳以上となっている。またワクチン株は、抗菌薬、抗マラリア薬などによって失活するので、これらの疾患の流行地域（腸チフス流行地域とは一致することが多い）では使用しにくいこともあるが、途上国での利用度は高まってきている。不活化ワクチンの場合は、投与年齢は2歳以上と幼児での使用も可能。

## 14．コレラ

原則として不要。

## 15．狂犬病

狂犬病発生国は多い。現地の状況と、出国者の現地での生活（野生動物に接触する機会が多い、医療機関が遠いこと）によるが、通常の都市生活であれば一般的には不要。

### 16．髄膜炎菌

通常は不要であるが、海外、とくにアフリカ中央部においてその発生は多く、先進国においても局地的な小流行がみられる。最近ではシンガポール、インドネシア、サウジアラビア、ニュージーランド、ヨーロッパ各地での発生がみられている。1998年イングランドでは、1,500人以上が発症し150人が死亡したと報告されている。アフリカ・中近東・南米などの在住者では、現地で流行状況によって接種を勧められることがある。英国では寮の学生などに接種を勧めた。

### 17．ダニ脳炎

ダニ脳炎（Tick borne encephalitis）は、極東ロシアから中央アジア、ロシア、ウクライナ、中央ヨーロッパ、ことにオーストリア、チェコスロバキア、西ドイツ、旧ユーゴスラビア北方と広く分布している。感染はおもに森林地帯で受けるので、都市生活者でのワクチン接種は不要である。ドイツでは不活化型ワクチンが発売されており、中央ヨーロッパ型、ロシア型いずれにも有効であるといわれている。

## D．予防接種証明書の発行

入学先の学校などで特別の書式を持っていることもあるが、通常はこれといって一定の様式はない。すべての予防接種を記入する場合、最後の接種だけを書く場合などがあるが、いずれも母子手帳などの記録に従って接種したワクチンの種類と日付、そして証明書を書いた者の署名と所属があれば、十分である。

ワープロ、タイプライターなどで書かれたものの方が見栄えが良いが、手書きのものでも通用するようである（これまでに手書きのものが拒否されたことはない）。

最近発行されている母子健康手帳は英文併記となっているものが多いの

で、渡航先でワクチン歴を示す場合に便利である。いずれにせよ、記録として必ず携行するように勧める。海外から来日あるいは帰国した子どもたちについても、現地における予防接種記録を持ってくる保護者は増えており、彼らを診る側としては便利である。

### 図書・刊行物


1）平山宗宏，中村安秀，岡部信彦，ほか：子どものための予防接種　各国の状況　2004　母子衛生研究会

2）海外保健医療情報　発行・厚生省/成田空港検疫所　2004

3）海外に行く　親と子の予防接種　監修・中村安秀・岡部信彦・小野崎郁史　発行・母子衛生研究会　1999

4）CDC：Health Information for International Travel, 2005-2006.


### インターネット検索


1）子育てインフオ　http://www.mcfh.or.jp/　母子衛生研究会

2）海外勤務健康管理センター--海外赴任者のための地域情報
http://www.johac.rofuku.go.jp/　労働福祉事業団


### 電話での問い合わせ先

1）海外勤務健康管理センター（労働福祉事業団）
対象：個人　Tel：045-474-6001

2）海外邦人医療基金
対象：法人　Tel：03-3593-1001

3）成田空港検疫所検疫課
対象：個人　Tel：0476-34-2310

（岡部　信彦）

# 2章
# 予防接種の副反応

 JCLS 88002-481

第 2 章

# 予防接種の副反応

## I．ワクチンとチメロサール

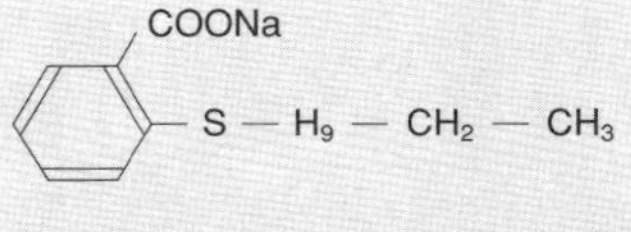
COONa
S — H9 — CH2 — CH3

Thimerosal

不活化ワクチンには保存剤として水銀化合物であるチメロサールが長年にわたって添加されてきた。しかしながら、1999 年にワクチンからチメロサールを除去するという欧米の動き[1)]に呼応して、日本でも日本小児科学会ならびに、厚生労働省からワクチンメーカーにチメロサールを削減・削除するようにとの要望が出された。それ以来、ワクチンメーカーの努力がなされ、チメロサールを除去したワクチンも発売されるようになってきている。このように、チメロサール削除への努力がなされている反面、チメロサールはエチル水銀化合物（水銀量は総重量の 49.6％に相当する）であるが、生体内での半減期は神経障害の原因とされているメチル水銀化合物の 1 ヵ月半に比べ、1 週間以内といわれている[2)]との理由で、一部には含有量を減らせば問題がないのではとする意見もあり、それはそれなりに理解もできよう。

本稿では、より安全なワクチン保存剤を求める最近の動きについて解説したい。

### A．水銀摂取の安全基準について

平均的な食生活によって、日本国民がどのくらいの水銀を摂取しているか

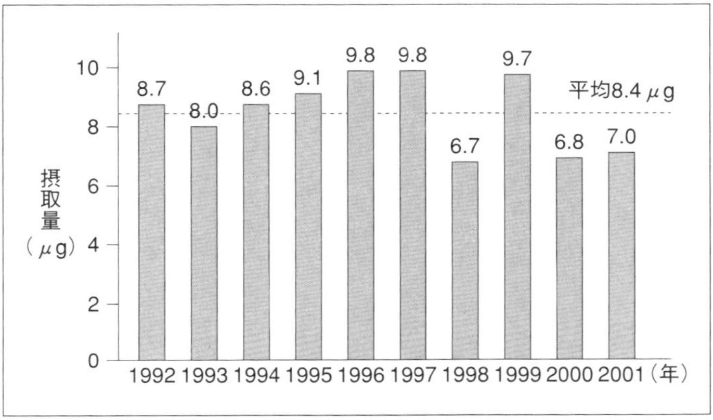
10
8
6
4
2
0
摂取量（μg）
8.7
8.0
8.6
9.1
9.8
9.8
6.7
9.7
6.8
7.0
平均8.4 μg
1992 1993 1994 1995 1996 1997 1998 1999 2000 2001（年）

**図 8　日本人の 1 日水銀摂取量**

**表 14　メチル水銀曝露のガイドライン**

| 機　関 | 最大許容範囲 |
|---|---|
| EPA | 0.1 μg/kg/日 |
| FDA | 0.4 μg/kg/日 |
| ATSDR | 0.3 μg/kg/日 |
| WHO | 3.3 μg/kg/週 |
| 厚労省 | 3.4 μg/kg/週※ |

EPA：Environmental Protection Agency 米環境保護局
FDA：Food and Drug Administration 米食品医薬品局
ATSDR：Agency for Toxic Substances and Disease Registry 米毒物中毒登録庁
WHO：World Health Organization 世界保健機構
※：昭和 48 年に設定されたメチル水銀の暫定的耐容週間摂取量

を調査した厚生労働省の報告がある（図 8）。それによると、1992 年から 2001 年の 10 年間の平均摂取量は 1 日に 8.4μg で、この内訳は魚介類からが 87.6%、それ以外の食品からが 12.4% となっている。

2003 年の 6 月に、厚生労働省の薬事・食品衛生審議会食品衛生分科会乳肉水産食品・毒性合同部会が、水銀含有濃度が高いサメ、メカジキ、キンメダイ等について、妊婦または妊娠の可能性のある人が摂食する際の注意事項を明らかにしたが、一部のクジラやサメは 1 回 60〜80 g として週 1 回まで、メカジキやキンメダイは1回60～80 gとして週2回までに摂食を止めるようにとしている[3)]。

この根拠は、「1日摂取量8.4 μgの水銀がすべてメチル水銀であると仮定しても、(旧) 厚生省が昭和48年に定めた体重50 kgの人における1日の暫定的耐容摂取量である約24 μgの35%にすぎず、摂取総量が24 μgに到達するまではサメ、メカジキ、キンメダイが摂食できる」との解釈に基づいて出されたものである[3)]。

しかしながら、メチル水銀の摂取に関してもっとも厳格なEPAの基準 (表14) に基づいて計算すると、体重50 kgの日本人が摂取する8.4 μgという値は、実にEPA基準の1.68倍に相当する。つまり、日本人はEPAの基準をかなり超えた量の水銀を毎日体内に摂取していることになる。この実態を知っていれば、「エチル水銀は半減期が短いから」あるいは「神経障害との因果関係が明らかでないから」等の理由で、「チメロサールは減量されているので大丈夫だ」とはいえないとの考えも成り立つ。

## B．ワクチン保存剤の必要性について

理想的にはチメロサールはワクチンからただちに取り除くべきである。しかしながら、ワクチンメーカーの製造設備や予防接種の接種現場を勘案すれば、現時点ではワクチンから完全にチメロサールを除去するのは危険だといわざるを得ない。小規模的にはチメロサールを完全に除いたワクチンが製造できても、日本全国のニーズを満たすだけのワクチンは製造できない。もし仮に製造から接種に至るいずれかの過程で雑菌汚染があれば、その製品はすべて回収となり、接種現場の混乱をきたすことになる。製造設備や接種現場が現状よりさらに改善されるまでは、過渡的な措置としてチメロサールの代替となる保存剤が必要とされる。

表 15　DPT ワクチン接種後の副反応頻度

| | C 社 DPT | S 社 DPT |
|---|---|---|
| 保存剤 | チメロサール | フェノキシエタノール |
| 症例数 | 4,672 | 4,696 |
| 発熱（38℃以上） | 0.3% | 0.4% |
| 発赤（2.4 cm 以上） | 0.1% | 0.1% |
| 腫脹（2.4 cm 以上） | 0.1% | 0.1% |
| 疼痛 | 0.2% | 0.2% |
| 叫声（1 時間以上） | 0.1% | 0.1% |
| 興奮 | 1.2% | 1.2% |
| うとうと状態 | 0.9% | 0.9% |
| 食欲不振 | 0.6% | 0.6% |
| 嘔吐 | 0.2% | 0.2% |

・イタリアにおける DPT ワクチンの小児接種成績
・DPT ワクチンを接種して 8 日間の父兄の観察結果をまとめたもので、両者には差が認められない。

表 16　フェノキシエタノール代謝物の尿中排泄量

| 採尿時期 | フェノキシエタノール（mg） | フェノキシ酢酸（mg） |
|---|---|---|
| 投与前 | 検出限界以下 | 検出限界以下 |
| 投与 24 時間後 | 検出限界以下 | 12.08 |
| 投与 48 時間後 | 検出限界以下 | 0.34 |
| 投与 72 時間後 | 検出限界以下 | 検出限界以下 |

・フェノキシエタノール 10.6 mg からフェノキシ酢酸 11.7 mg が産出される。
・健康成人男子にフェノキシエタノール 10.63 mg 含有 10 ml 水溶液を単回経口投与し、72 時鬪後までのフェノキシエタノール及びフェノキシ酢酸（フェノキシエタノール代謝物）の尿中への排泄を調べたもので、投与 24 時間内に殆ど全量のフェノキシエタノールが代謝され体外に排泄される。

## C．より安全な代替保存剤を求める方法もある

ワクチン保存剤としての世界的な使用実績から、チメロサールの代替として第一の候補にはフェノキシエタノール（PE）があげられる。PE は、欧米

では不活化ポリオワクチン（IPV）、百日咳ジフテリア破傷風混合ワクチン（DPT）、DPT と IPV の混合ワクチン、A 型肝炎ワクチン等に使用されている[4,7]が、これまで副反応に関して問題になったことはない。スウェーデンやイタリアでの PE が添加された DTP ワクチンの小児接種例の副反応成績では、チメロサール添加ワクチンとは差がない[8]と報告されている（表 15）。また、体内に入った PE は代謝されて 24 時間内には，ほぼ全量が体外に排出されるとの報告[9]は注目に値する（表 16）。つまり PE はワクチンに添加されている間は保存効果を発揮し、接種されて不要となった際にはすみやかに体外に排出されるという優れた特性を有していることになる。PE の日本での実績はこれからであるが、チメロサールの危険度との比較は、同列に並べて論議すべきではないと思われる。

## D. ワクチンメーカーへの要望

長年にわたりワクチン保存剤として使用されてきたチメロサールを除去する過程では、ワクチンメーカーや予防接種現場それぞれの立場での努力が必要とされる。しかしながら、将来を担う日本の子どもたちのことを考えるならば、ワクチンからチメロサールを除去するために躊躇する必要はなく、最大限の努力を果たすべきだと考える。

### 文献

1）MMWR 48, 563, 1999.
2）WER 77, 389, 2002.
3）厚生労働省ホームページ http://www.mhlw.go.jp/topics/2003/06/tp0613-1.html
4）Physicians' Desk Reference 56 Edition, 809, 2002.
5）ibid. 56 Edition, 1544, 2002.
6）ibid. 56 Edition, 1562, 2002.
7）Public Health Rev. 21, 41, 1993/1994.
8）Dev. Biol. Stand. Basel, Karger, 89, 105, 1997.
9）15th IFSCC International Congress on Cosmetic Science 3, 415, 1991.

（加藤達夫）

第 2 章

# 予防接種の副反応

## Ⅱ．予防接種後の神経症状と紛れ込み神経疾患

予防接種に伴う種々の副反応のなかで、神経系副反応はときに深刻な後遺症を残すことが多いため、もっとも克服すべき副反応の課題である。一方、脳炎・脳症、てんかんなどのけいれん性疾患や四肢麻痺などの神経系疾患は、自然歴として予防接種と関係なしに予防接種の接種時期にあたる小児期にとくに多い。これが予防接種と神経系副反応の因果関係を述べる上で問題となり、予防接種行政の障害ともなっている。5 年前に発刊された本マニュアルでは、おもなワクチン接種に伴う神経系副反応について世界的な研究をレヴューし、その因果関係、紛れ込み疾患との問題点を述べたが、今回はその改訂版にあたって主として予防接種法改定後の厚生労働省の 10 年間の調査の結果をふまえてその後の変化について述べることにする。

## A．おもなワクチン接種後の神経系副反応の現状

### 1．DPT ワクチン

イギリスおよびその他の Control Study では DPT 接種者のけいれん発作の多くは発熱を伴い、非接種者の 2〜3 倍とされていたが、最近の接種後 28 日までの紛れ込み熱性疾患も含めたわが国の観察調査では、発熱率（Ⅰ期は 13.4％〜14.1％、Ⅱ期は 33.1％）とそれに伴う有熱性けいれんは少なく（0.02〜0.16％）、わが国の DPT ワクチンは無菌体ワクチン使用のためか大きな問題とならない安全なワクチンとなった。無熱性けいれんもきわめて少なく、種々

のてんかん、とくに一時論議された点頭てんかんとの相関も否定的である。

かつて症例報告として因果関係が論議となった脳炎・脳症、SIDS、Guillain-Barre 症候群などと DPT ワクチンとの因果関係についてもおおむね否定か、確定されないままであったがわが国では無菌体ワクチンの導入後、今や DPT の神経系副反応として因果関係が確定された症例報告はない。筋緊張低下、意識混迷、短期間のけいれんを伴うショック、あるいはショック様症状は現在の DPT 接種にもみられるが、アナフィラキシーか迷走神経反射として処理されることが多い。

## 2．麻しんワクチン

麻しんワクチンの神経系副反応はけいれんを除き少ない。自然麻しんの神経合併症としてよく知られている脳炎・脳症、視神経炎、脊髄炎、無菌性髄膜炎、一過性脳波異常などもワクチンに随伴する発生例は皆無に近く、比較的多いけいれん発作も発熱に伴ういわゆる熱性けいれんで、直接ワクチンとの因果関係が証明された報告はない。一過性に現れる基礎波の徐波脳波異常は、自然麻しんのそれと類似するが、ワクチン自体が生ワクチンなのでその因果関係は肯定も否定もできない。症例報告で報告された亜急性硬化性前脳炎 SSPE はごくまれに報告されるが、症例報告のレベルであり、頻度はまれで、依然としてその因果関係を述べるに至る段階でない。

## 3．風しんワクチン

本ワクチンの神経副反応としては Guillain-Barre 症候群、視神経炎のほか、かつて注目された年長児、あるいは成人の arm syndrome（Carpal tunnel syndrome）、leg syndrome（Catcher's crouch syndrome）といわれた多発神経炎や末梢ニューロパチーや急性横断性脊髄炎などが指摘されてきた。しかしこれらは初期の文献上にのみみられ、最近ではワクチンが改良されたためか激減し、厚生労働省の調査ではみられない。

## 4．日本脳炎ワクチン

日本脳炎ワクチンはマウス脳を基材とした不活化ワクチンであるので、神経アレルギーによる神経系副反応が予測されたが、改良を繰り返し、今やその頻度は 100 万接種に 1 度とされ、安全なワクチンの 1 つとされてきた。けいれん、脳炎・脳症、視神経炎、Guillain-Barre 症候群、末梢神経麻痺、その他の神経系副反応が今までに報告されているがごくまれである。

けいれんは後述するように予防接種法改定後の調査では多くは発熱に伴うけいれんであり、無熱性けいれんも他のワクチンと同等の発生率である。

脳炎・脳症の多くは ADEM あるいは ADEM 疑いでその他の脳症の報告もあり、とくに調査年月によって差はあるが最近 ADEM 発生が以前よりやや多いのではないかと思われる。末梢神経障害などの他の副反応も散見される（表 17）。

日本脳炎ワクチンは安全とされてきたワクチンではあるが、紛れ込みの ADEM の問題もあるため、その因果関係は依然として結論が出ていない。ADEM とワクチンとの因果関係はいまだ不明な点が多く、ワクチンの改良を含め今後のさらなる研究が望まれる。

## 5．ポリオワクチン

この生ワクチンは免疫効果が優れ、使用法が便利なため今まで多くの国で使われ、ポリオの制圧に劇的な効果を発揮してきた。しかし少数ながら生ワクチンゆえにポリオ様弛緩性四肢麻痺があり、またポリオ非接種者や免疫不全者への 2 次感染、さらに因果関係は不明であるが、視神経炎、Guillain-Barre 症候群、Postpoliosyndrome、脳炎・脳症、点頭てんかん、けいれん性疾患などとの関連性も論議されてきた。最近の調査ではけいれんは他のワクチンに比しやや多く、無熱性けいれんもやや目立つ。これらの神経系副反応が問題となるので、安全性の面から一部の欧米のようにわが国でも不活化ワクチンの導入が現在検討されている。

## 6．ムンプス

ムンプスウイルスは神経親和性ウイルスで、単なる頭痛発作とみなされ、無菌性髄膜炎があっても診断がついていないことが珍しくなく、けいれん、

表17　日本脳炎ワクチンの予防接種後副反応報告件数（平成6～15年度）[7]

| 年度（平成）<br>総　数 | 6年<br>55 | 7年<br>14 | 8年<br>90 | 9年<br>106 | 10年<br>103 | 11年<br>81 | 12年<br>82 | 13年<br>63 | 14年<br>62 | 15年<br>92 | 総計<br>748 |
|---|---|---|---|---|---|---|---|---|---|---|---|
| 1　即時性全身反応 | 5 | 1 | 23 | 39 | 40 | 29 | 26 | 25 | 24 | 22 | 234 |
| 1A　アナフィラキシー | 2 | 1 | 14 | 17 | 24 | 13 | 13 | 11 | 13 | 7 | 115 |
| 1B　全身蕁麻疹 | 3 |  | 9 | 22 | 16 | 16 | 13 | 14 | 11 | 15 | 119 |
| 2　脳炎，脳症 | 2 | 2 |  | 4〈3〉 | 5〈4〉 | 4〈4〉 | 2〈1〉 |  |  | 8〈6〉 | 27〈18〉 |
| 3　けいれん | 2 | 2 | 1 | 3 |  | 6 | 6 | 2 | 6 | 10 | 38 |
| 4　運動障害 | 1 |  | 1 |  | 1 |  |  |  |  |  | 3 |
| 5　その他の神経障害 | 2 |  |  | 3 |  | 4 | 1 | 1 | 5 | 4 | 20 |
| 6　局所の異常腫脹 | 3 |  | 2 | 2 | 2 | 1 |  | 1 | 1 |  | 12 |
| 7　全身の発疹 | 8 | 2 | 4 |  | 5 |  | 6 | 2 | 6 | 6 | 39 |
| 8　39℃以上の発熱 | 15 |  | 29 | 23 | 12 | 10 | 15 | 12 | 7 | 19 | 142 |
| 9　その他の異常反応 | 1 | 1 | 8 |  | 7 | 3 | 9 | 12〈1〉 | 8 | 9 | 58〈1〉 |
| 10　基準外報告 | 16 | 6 | 22 | 32 | 31 | 24 | 17 | 8 | 5 | 14 | 175 |
| 10A　局所反応（発赤腫脹等） | 8 | 4 | 8 | 19 | 16 | 12 | 5 |  | 2 |  | 74 |
| 10B　全身反応（発熱等） | 6 | 2 | 2 | 7 | 10 | 8 | 8 | 2 | 3 | 11 | 59 |
| 10C　その他 | 2 |  | 12 | 6 | 5 | 4 | 4 | 6 |  | 3 | 42 |

髄膜脳炎、脊髄炎ポリオ様四肢麻痺などの原因ウイルスでもあるが、自然感染に比しワクチンによるものは重篤な神経合併症とはならない。わが国ではMMRの副反応として高頻度に無菌性髄膜炎が発症したためMMRの中止に至った経緯は周知のとおりである。

## 7．インフルエンザワクチン

一時期その副反応のために社会的な問題となり極端に接種率が落ちた時期があった。そして定期接種に準じた臨時接種から任意接種に転じ、幼稚園や学校での集団接種がなくなったため社会全体の免疫低下が懸念されていた。しかしハイリスクである65歳以上の高齢者、老人ホームや施設の居住者、喘息などの呼吸器疾患、糖尿病などの慢性疾患を持っている人、さらに受験生など個人防衛が必要な人たちの接種が最近増加し、とくに近年のSARS騒ぎ、さらに鳥インフルエンザ流行に端を発し、新型インフルエンザ流行が予測されたため接種率がさらに増加している。再び副反応の問題に注意しなければならない。

本ワクチンの神経系副反応としてはADEMなどの脳炎・脳症、淡蒼球症候群、視神経炎、突発性難聴、小脳失調、Guillain-Barre症候群、末梢神経障害などが報告されている。このワクチンは不活化ワクチンであるため当然ウイルスの直接侵襲は考えられず、多くの報告でこれら副反応との因果関係は神経アレルギーの面から論じられている。しかし以前社会的な問題となり、集団接種が中止されたときの議論と同じく、多くは症例報告に基づく議論に終始し、DPTのようなコントロール研究がなく今も確立されていない。

# B．予防接種後副反応報告、予防接種後健康状況調査からみた神経系副反応

予防接種後に現れる神経系副反応はアナフィラキシーショック、迷走神経反射、全身蕁麻疹と同様、多くは入院加療を要するので厚生労働省の予防接種後副反応報告書の頻度報告の精度はかなり高く、かなりの信頼性があると思われる。しかし、予防接種後副反応報告書はワクチン接種後一定の書式にのっとって報告される任意の報告であり、しかも報告者は多くは医師ではあ

表18　予防接種後副反応調査からみた各種ワクチン別の神経系副反応
（平成6年10月1日～平成16年3月31日）[8)]

| | DPT | 麻しん | 風しん | 日本脳炎 | ポリオ | BCG | インフルエンザ | 合計 |
|---|---|---|---|---|---|---|---|---|
| 脳炎・脳症 | 6 | 5 | 1 | 27 | 0 | 0 | 3 | 42 |
| けいれん | 56 | 67 | 10 | 38 | 0 | 0 | 0 | 171 |
| 運動障害 | 0 | 0 | 1 | 3 | 13 | 0 | 1 | 18 |
| その他の神経障害 | 10 | 4 | 8 | 20 | 0 | 0 | 9 | 51 |
| 合計 | 72 | 76 | 20 | 88 | 13 | 0 | 13 | 282 |

るが必ずしも医師でなく保健婦、保健所関係者、ときに患者からの報告もあり、また診療録を含めた報告でないため、あくまでも概要であり、目安に過ぎない。平成6年10月1日から平成16年3月31日までに報告された各定期ワクチン別の神経系副反応のまとめを表18に示す。

報告された神経症候の総数は282件である。ワクチン別ではDPT、麻しん、風しん、日本脳炎、ポリオ、インフルエンザで神経症候報告があったが、BCGについては報告がなかった。またこの報告では、ポリオはその特殊性からポリオ様麻痺に対象を絞って調査しており、インフルエンザは予防接種法の対象疾患になった平成13年11月7日から平成16年3月31日までの3年足らずの数を入れていることに注意してもらいたい。もっとも多かった神経症候はけいれんの171件で、ついでその他の神経症候の51件、脳炎・脳症の42件、運動障害の18件の順である。けいれんはDPTと麻しんでやや多く、各ワクチンともその多くは有熱性けいれんであった。しかし日本脳炎ワクチンは無熱性けいれんが他のワクチンに比しやや多い傾向にあった。いずれのけいれんも軽症で、多くは接種1日以内、少なくとも3日以内に消失改善している。

さて、とくに目立つのは日本脳炎ワクチンに随伴する脳炎・脳症である。そこでこれをより詳しくみると、表19からわかるように多くはADEM、あるいはADEMの疑い例で、その他の脳症も報告されている。かつて神経系副反応が強かったDPTワクチンが無菌体ワクチンに改良されて、その副反応は劇的に減少したが、同じ不活化ワクチンである日本脳炎ワクチンでなぜADEMが多く報告されたのかは注目すべきことである。このため2004年7月厚生労働省は専門家会議を開きその対策を検討した。結論は、日本脳炎ワ

表 19　日本脳炎ワクチン接種後副反応報告件数
神経系副反応（平成 6〜平成 15 年度）[7)]

| | |
|---|---|
| ◆脳炎・脳症 | 27 |
| ADEM，ADEM の疑い； | 18 |
| その他脳炎・脳症； | 9 |
| ◆けいれん | 38 |
| 有熱性（熱性けいれん）； | 19 |
| 無熱性； | 16 |
| 記載なしあるいは不明； | 3 |
| ◆運動障害 | 3 |
| ◆その他の神経障害 | 20 |
| 一過性しびれ，脱力 | 6 |
| 意識喪失 | 3 |
| 視神経炎 | 1 |
| 末梢神経麻痺 | 4 |
| 低カリウム性周期性四肢麻痺 | 1 |
| 失調性歩行障害 | 2 |
| その他 | 3 |

クチンは接種対象数が 350 万〜430 万人であり、それを勘案すると発生頻度は低く、比較的安全なワクチンであり、日本脳炎をほぼ制圧した優秀なワクチンであるといえる。しかしこれらはたとえまれであってもワクチンが関与するなら、脳炎・脳症は深刻な問題である。ワクチンとこれら神経症候との因果関係はいまだ不明なことが多いのでさらなる検討研究が必要であると思われる。

## C．予防接種後の神経系副反応と紛れ込み疾患

神経系副反応とワクチンとの因果関係を考えるとき、接種対象が同じ年齢児であればワクチンを受けなくても生じる同様の神経系疾患（いわゆる紛れ込み疾患）との鑑別が問題になる。そのため一手段として過去十数年にわたって（旧）厚生省予防接種研究班は小児急性神経疾患の実態調査を行った。この調査によれば 4 歳以下、とくに 0〜1 歳の乳児では、人口 10 万人当たり 200〜300 件の種々の神経疾患が高率に発症している。したがって紛れ込み神

**表20　予防接種後健康状況調査による各種ワクチンの発熱およびけいれん発生頻度（平成8年10月1日〜平成15年3月31日までの累計）[6)]**

| | 集計総数 | 発熱（%） | けいれん | | |
|---|---|---|---|---|---|
| | | | 総数（%） | 37.5℃未満（%） | 37.5℃以上（%） |
| DPT　I期1回目 | 14,038 | 1,970（14.0） | 23（0.16） | 4（0.03） | 19（0.13） |
| 2回目 | 11,489 | 1,537（13.4） | 16（0.14） | 3（0.02） | 13（0.11） |
| 3回目 | 10,459 | 1,470（14.1） | 17（0.16） | 0 | 17（0.16） |
| I期　追加 | 11,473 | 1,565（13.6） | 17（0.15） | 4（0.03） | 13（0.11） |
| DT　II期 | 16,363 | 5,422（33.1） | 4（0.02） | 4（0.02） | 0 |
| 麻しん | 40,492 | 9,094（22.5） | 145（0.36） | 10（0.02） | 135（0.33） |
| 風しん | 37,918 | 4,245（11.2） | 46（0.12） | 9（0.02） | 37（0.10） |
| 日本脳炎 I期　初回 | 13,986 | 1,268（9.07） | 6（0.04） | 0 | 6（0.04） |
| I期2回目 | 9,829 | 887（9.02） | 9（0.09） | 1（0.01） | 8（0.08） |
| I期　追加 | 8,655 | 702（8.11） | 5（0.06） | 2（0.02） | 3（0.03） |
| ポリオ　1回目 | 29,787 | 3,653（12.3） | 33（0.11） | 13（0.04） | 20（0.07） |
| 2回目 | 26,809 | 4,095（15.3） | 60（0.22） | 8（0.03） | 52（0.19） |
| BCG | 103,097 | | 5（0.005） | 4（0.004） | 1（0.001） |
| インフルエンザ | 2,406 | 23 | | | |

経疾患の鑑別にはこの発生頻度は重要な因子の1つである。より確実に因果関係を論じるには各症例ごとの臨床情報が必須である。とくにワクチン接種と症状発現との時間的因子、年齢的因子、基礎疾患の有無、神経症状以外の全身症候、検査データ、接種前後の疾病の有無など多因子の分析が必要である。副反応報告のような不確かな情報による調査では厳密な鑑別は不可能であり、その結果判断は主治医の意見に頼るしか方法がないところに問題がある。そこで（旧）厚生省は平成8年度より全国都道府県の医師会、地方自治体の協力を得て各定点で無作為に一定数（DPT、麻しん、風しん、日本脳炎は各4半期40例、合計160例ずつ、ポリオ、BCGは各2半期100名、合計200例ずつ、インフルエンザは1年ごと40名）をサンプリングし、ワクチン接種後28日間観察し集積結果を検討した。神経系副反応は結果としてけいれんのみがみられた。平成8年度〜平成14年度の前方視的な発熱とけ

いれんの頻度調査結果を表 20 に示す。

この調査では脳炎・脳症、その他の神経障害があれば特記することになっているが、1 件の報告もなかった。神経系副反応としてはけいれんの頻度と発熱との相関が唯一明らかになった。有熱性けいれんは DPT 0.11〜0.16%、麻しん 0.33%、風しん 0.10%、日本脳炎 0.04〜0.08%、ポリオ 0.07〜0.19%、BCG 0.001%であったが、インフルエンザには報告はみられなかった。無熱性けいれんは麻しん、風しん、日本脳炎でそれぞれ 0〜0.04%あり、その他はほとんどみられていない。すなわち前方視的調査では、後方視的な副反応報告でみられた種々の副反応はほとんどみられず、わずかにみられたけいれんも麻しん、DPT でやや多く、しかも有熱性けいれんで、いわゆる熱性けいれんの範疇にはいるものであった。副反応報告書でみられた副反応調査は全国的で強制的な報告でなく、かつ背景の接種母集団は前方視的調査に比しはるかに多い。したがってここに報告された神経系副反応は症例報告的なレベルであり頻度は少ないと考えられよう。

症例報告としてまれにみられるとはいえ、脳炎・脳症は深刻である。しかしこれらすべてがワクチンと因果関係があるとはいえない。小児神経疾患実態調査でこの時期にワクチンと関係ない神経疾患があるため、このなかにはむしろ紛れ込み疾患も含まれていると思われる。とくに最近増加傾向がある日本脳炎ワクチンに伴う ADEM、あるいは ADEM 疑い例を表 17、表 19 に示したが、症例の詳細な検討が大切であり今後の研究班による解明を期待したい。

平成 13 年の予防接種法改正により 65 歳以上の高齢者に対するインフルエンザ接種者の副反応調査が対象疾患として導入されたが、症例数が少ないため、現在結論めいた所見はない。脳炎・脳症 3 件、運動障害 1 件、その他の神経障害が 9 件、合計 13 件の神経系副反応が報告されているが、小児と異なり、高齢者ゆえ、多種多様の循環、呼吸器、脳神経、代謝疾患など慢性基礎疾患があり、ワクチンを契機として発症した場合、これら基礎疾患と接種が関与する神経系副反応とを如何に鑑別診断するかは一段と難しい。紛れ込み疾患といかに区別すべきかは今後解決すべき問題点である。

# まとめ

多くの感染症が予防接種の優れたワクチンの開発、改良によって克服されてきたことは疑いのない事実である。しかしその影にはいずれのワクチンもその努力にかかわらず副反応の犠牲を伴ってきた。平成6年の予防接種法の改定により予防接種は集団接種から個人接種に変更、同時に副反応の後方視的、前方視的実態調査が全国的に行われるようになりここ10年で副反応の実態がかなり明らかになってきた。症例報告レベルでは種々の神経系副反応があるが、頻度的にはその接種母体をみると比較的まれである。ワクチンと副反応の因果関係は紛れ込み疾患があるため必ずしも明確に証明されないのが実態である。にもかかわらず生ワクチンではポリオの弛緩性四肢麻痺、麻しんワクチンによるSSPEなどの脳炎・脳症、不活化ワクチンでは日本脳炎のADEMやけいれん、その他の神経障害など深刻な後遺症を残す副反応があり、これらに対してはDPTのようにワクチンの改良が求められる。現実的にはワクチンそれぞれの副反応の実態に対する知識をもち、紛れ込み疾患の排除あるいはその治療に習熟することである。また日本脳炎ワクチン接種後に生じたADEMの対策で述べたようなワクチンの必要性の判断、副反応対策、ワクチンの改良など今後も研究が必要である。日本脳炎では新ワクチンがまもなく使用可能なレベルに入っている。

**文献**

1) Howson CH, Howe CJ, Fineberg HV, eds：Adverse effects of Pertussis and Rubella Vaccines. 65-186, National Academy Press Washington DC, 1991.

2) Rutledge SL, Snead OC Ⅲ：Neurological complications of Immunizations. J. Pediatrics 109：917-924, 1986.

3) 倉橋俊至：予防接種事故の背景を知るための調査成績―厚生省予防接種研究班「小児急性神経疾患(AND)調査」の調査成績より―小児科臨床 43：2498-2509，1990.

4) 大矢達男：けいれん，脳性麻痺児に対する予防接種「新・予防接種のすべて」，293-315，診断と治療社，1997.

5) 大矢達男：予防接種後の神経症状と紛れ込み神経疾患．加藤達夫　編；予防接種マニュアル 74-81，新興医学出版社，1998.

6) 予防接種後副反応・健康状況調査検討会．厚生労働省健康局結核感染症課：予防接種後健康状況調査　集計報告書─平成 8 年度～平成 14 年度集計報告，pp285-318，2003.

7）大矢達男：予防接種の現状と問題点，定期接種，「日本脳炎ワクチン」小児看護 27：1595-1599，2004.

8）予防接種後副反応・健康状況調査検討会．厚生労働省健康局結核感染症課：予防接種後副反応報告書　集計報告書─平成 6 年 10 月 1 日～平成 16 年 3 月 31 日，pp33-56，2004.

（大矢達男）

　JCLS 88002-481

第 2 章

# 予防接種の副反応

## Ⅲ．DPT ワクチン接種後の副反応とその対策

現行の沈降精製百日咳ワクチンは、百日咳菌培養上清より百日咳毒素（PT：pertussis toxin）あるいは線維状赤血球凝集素（FHA：filamentous hemagglutinin）、69KD 外膜蛋白、百日咳菌凝集原などの有効成分を分離、精製し、副作用物質を除去、無毒化したワクチンである。1981 年より、沈降精製 DPT ワクチンとして、わが国の予防接種に全面的に導入されている。

本稿では、この無菌体 DPT ワクチンの神経合併症、接種局所の副反応、アレルギー性副反応およびその対策について解説する。

### A．比較的軽微な副反応

まず、平成 8～12 年度厚生労働省予防接種後健康状況調査集計報告書[1)]の成績から DPT ワクチンの比較的軽微な副反応の頻度について検討する。調査対象数が膨大であり、信憑性の高い結果が期待されるが、調査対象の大部分を占める 0～2 歳の年齢においては、他の感染症による発熱および発熱に伴うけいれん等の紛れ込みが除外できず、副反応の頻度は実際よりは高率となると考えられる。そこで、接種後 4 週間の調査であるので、接種後の副反応がほとんど認められないと考えられる 4 週目における有害事象の出現数を一般小児における有害事象の出現数の代替値とし、接種後 1 週間の有害事象の出現数がポアソン分布すると仮定して検定した。統計学的に有意な有害事象の出現日を選別し、4 週目の平均頻度で 1 週目の有害事象の出現数を修

**表 21　DPT および DT ワクチン接種後 7 日以内の副反応の頻度**

| | I 期 1 回目<br>(n=10,398) | I 期 2 回目<br>(n=8,650) | I 期 3 回目<br>(n=7,856) | I 期追加<br>(n=8,633) | II 期 DT<br>(n=12,154) |
|---|---|---|---|---|---|
| 発熱 | 3.71% | 4.75% | 4.37% | 5.79% | 0.22% |
| 37.5℃以上 | 1.86 | 2.28 | 2.18 | 3.09 | 0.06 |
| 38.5℃以上 | 1.86 | 2.47 | 2.19 | 2.70 | 0.16 |
| 局所反応 | 14.15 | 29.67 | 23.01 | 41.88 | 26.36 |
| けいれん | 0.019 | 0 | 0 | 0.012 | 0.025 |
| 37.5℃未満 | 0.019 | 0 | 0 | 0.012 | 0.025 |
| 37.5℃以上 | 0 | 0 | 0 | 0 | 0 |

平成 8〜12 年度予防接種後健康状況調査集計報告書より集計

正した。なお、接種後の 7 日間を検討対象としたのは、DPT は不活化ワクチンであり、麻しんワクチン等の生ワクチンのように発熱等の副反応が接種後 7 日以降に発現する可能性はほとんどないので、比較的頻度の高い一般的な副反応の検討には妥当と考えられたためである。接種期別の副反応の発現頻度を表 21 に示した。

## 1．発熱

I 期 1〜3 回接種後の 37.5℃以上、38.5℃未満の発熱は 1.9〜2.3%、38.5℃以上の発熱は 1.9〜2.5% に認められた。I 期追加接種後の発熱は、それぞれ 3.1%、2.7% で、1〜3 回に比べて、統計学的に有意に高率であった。この理由は不明であるが、局所反応の場合も回を重ねるにしたがい，その程度が増強する傾向があり、何らかの免疫反応が関与したものであろう。しかし、II 期の発熱率は、それぞれ 0.9%、0.2% と低率であった。接種量が 0.1 ml であり、百日咳ワクチンが入っていないことの影響と考えられた。

## 2．局所反応

I 期 1〜3 回接種後の接種部の発赤・腫脹は 14.2〜29.7% に認められ、接種 2 回目が有意に高率であった。I 期追加が 41.9% ともっとも高率であり、II 期は 26.4% と低下した。2 回目以降の局所反応はその頻度のみならず、程度も強くなり、発現時期も早くなる傾向があることは、しばしば経験される。また、まれには、上腕全体あるいは前腕に至る腫脹をきたす場合があり、このような異常な局所反応は 100 万接種に 14〜20 数件認められる[2)]。

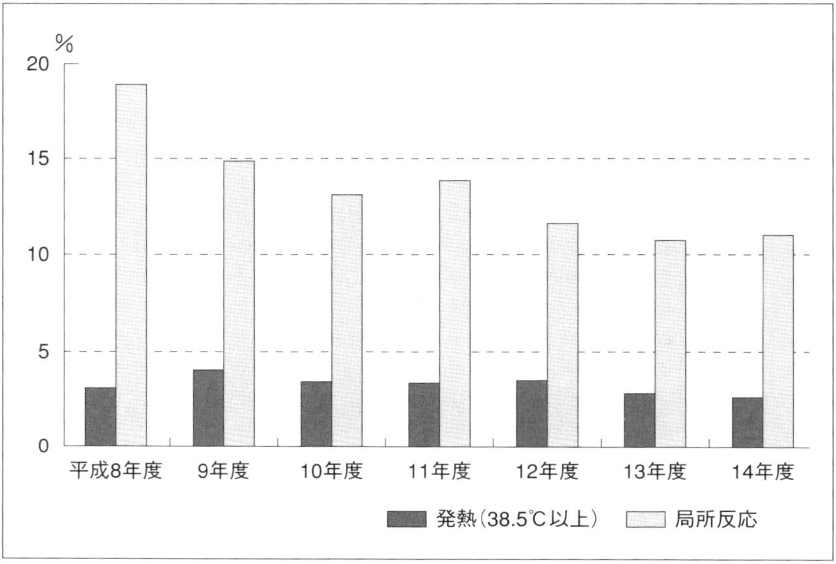
%
20
15
10
5
0
平成8年度
9年度
10年度
11年度
12年度
13年度
14年度
発熱（38.5℃以上）
局所反応

**図9　Ⅰ期1回接種後7日以内の発熱と局所反応率の年度別推移**
平成 8〜14 年度予防接種後健康状況調査集計報告書より作図

その原因抗原および発現機序に関しては明らかではない。液状あるいは沈降 DT ワクチン接種においても、やや低率の傾向はあるものの同程度の局所反応を認め[3)]、その原因をすべて百日咳ワクチンに帰すことはできない。また、気管支喘息、アトピー性皮膚炎等のアレルギー児との比較においても、局所反応の発生頻度に有意の差を認めず、IgE 依存性の狭義のアレルギー性機序とすることもできない[4)]。いずれにせよ、局所反応は感染防御に必要な抗原およびそれ以外の不純物に対する免疫反応によるものと考えられ、その意味では広義のアレルギー反応といえる。

Ⅰ期1回接種後7日以内の 38.5℃以上の発熱および局所反応の頻度を年度別に検討し、図9に示した。発熱率に関してはあまり大きな変化はないが、局所反応においては、明らかな発生頻度の低下が認められた。不純物の除去・精製が進んだ結果と考えられる。

〔局所反応への対処法〕

局所の処置に関しては、2〜3 日で消退するので、多くの場合、経過観察のみでよいが、上腕全体の腫脹をきたした場合は、リバノール湿布を行う。また、水疱を生じた場合は、ソフラチュール・ガーゼ等を使用する。

前回接種で著明な局所反応を呈した場合の対応であるが、0.2〜0.4 m*l* の減量接種を行っている。症例数が少なく、結論は得られていないが、ある程度、局所反応が軽減される印象をもっている。

### 3．けいれん

けいれんは 0.02〜0.03％ときわめて低率である。ただ、37.5℃以上の発熱に伴う、いわゆる熱性けいれんはなく、すべて無熱性けいれんであることには注意が必要である。その発生機序に関しては今後の課題であろう。

## B．神経合併症

従来の全菌体ワクチンは、脳症、けいれん等の重篤な神経合併症が大きな社会問題となり、一時接種を中止するに至った経緯がある。木村らは、わが国の神経系副反応の発生状況について、①全菌体ワクチンを乳児期に接種していた時期（1970〜74 年）、②一時中止後、初回接種年齢を 2 歳以上として、全菌体ワクチンを使用した時期（1975〜80 年）、③無菌体ワクチンに切り替えて以後の時期（1981 年〜88 年）、④接種年齢を 3〜24 ヵ月に引き下げた時期（1989〜94 年）、⑤さらに 3〜12 ヵ月に引き下げた時期（1995〜97 年）の 5 つの時期に分けて調査を行った。その結果、1,000 万接種当たりの脳症の発生頻度は、それぞれ、16.3 人、1.5 人、1.7 人、1.1 人、2.1 人と著減していることが明らかにされた[5)]。

以上のように、現行の DPT ワクチンの神経合併症はほとんどみられないまでに改良されているが、すでに、けいれん等の神経疾患を有する児への接種についてどのように考えればよいのであろうか。それには、まず、自然感染時のけいれん発作の増悪の頻度との比較で論ずべきであろう。

松田らは、小児てんかんと予防接種に関する報告のなかで、てんかん児の百日咳罹患による臨床発作の増悪率は 16.3％（1/6）としている[6)]。一方、三

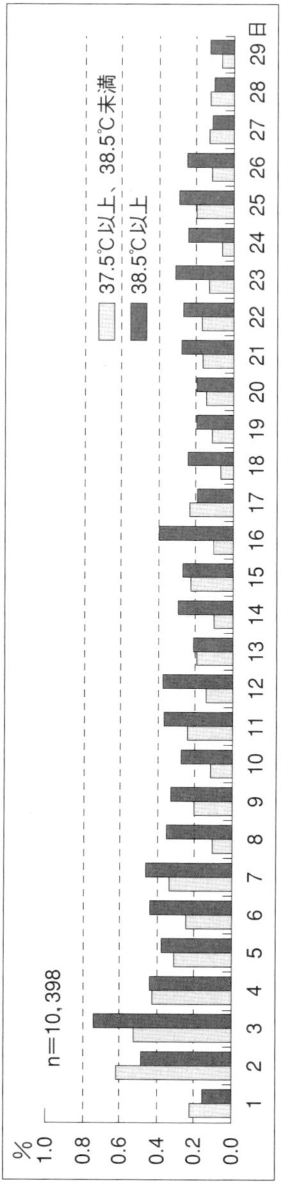
n=10,398
37.5℃以上、38.5℃未満
38.5℃以上
%
1.0
0.8
0.6
0.4
0.2
0.0
1 2 3 4 5 6 7 8 9 10 11 12 13 14 15 16 17 18 19 20 21 22 23 24 25 26 27 28 29 日

**図 10　DPT Ⅰ期 1 回接種後の発熱の発現日別頻度**
平成 8～12 年度予防接種後健康状況調査集計報告書より作図

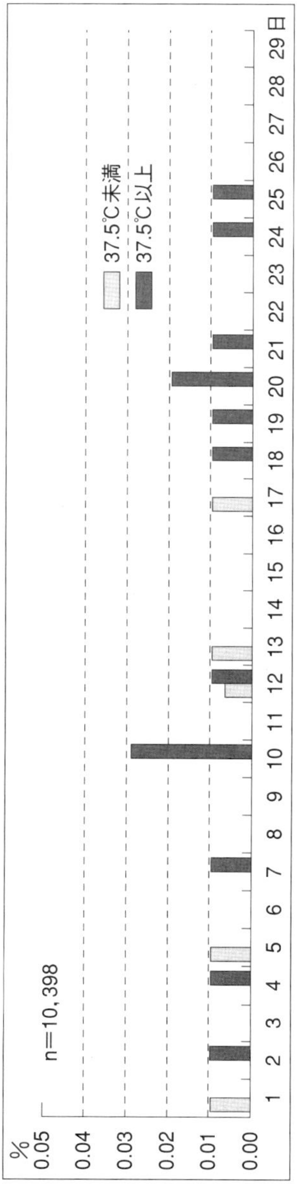
n=10,398
37.5℃未満
37.5℃以上
%
0.05
0.04
0.03
0.02
0.01
0.00
1 2 3 4 5 6 7 8 9 10 11 12 13 14 15 16 17 18 19 20 21 22 23 24 25 26 27 28 29 日

**図 11　DPT Ⅰ期 1 回接種後のけいれんの発現日別頻度**
平成 8～12 年度予防接種後健康状況調査集計報告書より作図

牧らは、小児けいれん性疾患に対する各種ワクチン接種の報告のなかで、けいれん児に対する 186 回の DPT 接種において、臨床発作の増悪は認めなかったと述べている[7]。以上から、けいれんを有する児は、百日咳に罹患するよりは、慎重に DPT 接種を受けたほうが得策と考えられる。

〔けいれん既往のある児および重症心身障害児に対する対応〕

この問題に入る前に、DPT 接種後のけいれんに対する考え方について私見を述べる。

本稿の冒頭で、平成 8〜12 年度予防接種後健康状況調査集計報告書から発熱、けいれんの修正発現頻度について検討したが、修正を加える前の生のデータを図 10、11 に示した。Ⅰ期 1 回接種後の 37.5℃以上、38.5℃未満の発熱は（図 10）、接種当日を 1 日目とした場合、接種 2 日目にピーク（発熱率 0.62%）があり、38.5℃以上は、接種 3 日目にピーク（発熱率 0.74%）がある。その後はいずれの発熱も 0.2〜0.3%程度のだらだらとした小ピークがいくつか 4 週目まで続いている。接種 2〜3 日目をピークとする接種後 1 週間程度の発熱は確かにワクチン接種に関連したもののように考えられるが、その後の発熱をどのように考えるかは疑問が多い。とくに、接種 4 週目の発熱は一般乳幼児の発熱率を反映したものと考えるのが自然であろう。同様に、図 11 に接種後のけいれんの頻度を発現日別に示した。接種 10 日目に 37.5℃以上の発熱に伴うけいれんが、やや多いのが気になるが、4 週間を通じて一定の傾向はなく、0.01%（1 件/1 万接種）程度の頻度の日が散見される。発熱のピークとはまったく関係なく、これは麻しんワクチン接種後のけいれんが発熱のピークより 1 日遅れの接種 9〜11 日目にピーク（0.03%）を認めるのと対照的である。このように 1 万接種以上の規模でみていくと、DPT 接種後のけいれんにはある程度の頻度で紛れ込みが含まれることが推測される。しかし、実際の臨床現場ではこのような理解がなされない場合が多い。

発達障害をはじめとする中枢神経の器質的障害をもつ乳幼児が新たにけいれん発作を発症する頻度は健康小児よりは高いと考えるべきであろう。このような時期に、偶然、DPT ワクチンの接種を受けて、可能性は少ないとはいえ、けいれん重積による後遺障害を残したり、基礎疾患が進行性疾患であった場合、医学的にワクチン接種との因果関係を否定することは不可能であるため、社会的、行政的に大きな混乱を生じることになる。

 JCLS 88002-481

以上の点をふまえて対応を考えるべきであろう。乳幼児期の発達障害児への接種は基礎疾患の診断が確定しているか、確定していない場合は症候的に病状が安定しているか、けいれんを伴う場合は、発作頻度が把握されており、最終発作から2〜3ヵ月を経過しているかを確認して接種する。以上のような条件を満たすのはおおむね1〜2歳以上と考えられる。なお、施設入所重症心身障害児の場合は年長者が多く、病状も的確に把握されていると考えられるので、より積極的に接種可能であろう。

## C．アレルギー性副反応

厚生労働省予防接種後副反応報告書[2)]より、DPTおよびDT接種後のアナフィラキシー、全身蕁麻疹、異常な局所反応の100万接種あたり発生頻度の年度別推移を図12にまとめた。局所反応に関しては、先に述べたように、アレルギー性機序によるか否かは不明であるが、便宜上ここに併記した。この報告書の報告者は接種医、主治医、保護者、その他となっており、報告をするかどうかは報告者の判断に任されているので、実際の発生よりは少なくなることを考慮しておく必要がある。100万接種あたりの頻度は、アナフィラキシー0.18〜2.04件、全身蕁麻疹0.17〜1.48件であり、ややばらつきがあった。

麻しんワクチンの場合は、平成8〜10年のゼラチン対策後、アナフィラキシー、全身蕁麻疹の頻度は激減しているが(平成10年以降アナフィラキシーは100万接種あたり、19.3件から0.73件に減少し、最近は報告がない)、このような現象はDPTワクチンにおいてはみられていない。以上の点から、従来のDPTワクチンの0.02%以下のゼラチン含量ではアナフィラキシーを起こさないと推測されること、そして、DPTワクチンのアナフィラキシーはゼラチンによるものではなく、その頻度はゼラチンフリーの麻しんワクチンよりやや高率であることがわかる。

**〔アレルギー児への対応〕**

インフルエンザワクチン等では卵アレルギー児への接種が問題となるが、DPT接種においては卵アレルギーを特別視する理由はない。また、重症のア

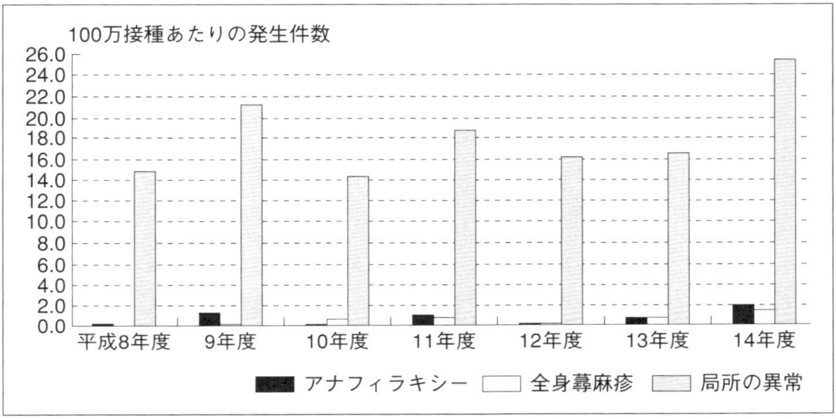
100万接種あたりの発生件数
26.0
24.0
22.0
20.0
18.0
16.0
14.0
12.0
10.0
8.0
6.0
4.0
2.0
0.0
平成8年度
9年度
10年度
11年度
12年度
13年度
14年度
アナフィラキシー
全身蕁麻疹
局所の異常

**図 12　DPT 接種後の副反応発生頻度の年度別推移**
平成 8～14 年度予防接種後副反応報告書より作図

トピー性皮膚炎や気管支喘息に接種を躊躇する必要もない。しかし、両親や同胞に DPT 接種後、アナフィラキシーを呈した者（本人の場合は接種不適当者となる）がいる場合、あるいは予防接種以外の原因も含めて、本人にアナフィラキシーや喉頭浮腫のような重篤なアレルギー反応の既往がある場合など、臨床現場では接種の是非の判断に苦しむケースに遭遇することがある。このような場合、筆者は 10 倍希釈ワクチン液 0.02 ml による皮内反応[8)]の結果を参考に積極的に接種を進めている。

なお、現行の DPT ワクチンは不純物の除去・精製が進んでいることはすでに述べたが、百日咳ワクチン中のヒスタミン増感活性が残存する可能性は、完全には否定できない。気管支喘息の発作後、1～2 週間以内あるいはアトピー性皮膚炎の皮膚症状の悪化時は接種を避けるのが望ましい。

### 〔アレルギー性副反応に対する対処法〕

**1）蕁麻疹**

抗ヒスタミン薬の内服あるいは静注を行う。接種直後の蕁麻疹はアナフィラキシー等全身性即時型反応の初期症状である場合があるので注意を要す。

**2）アナフィラキシー**

きわめてまれではあるが、接種後、早期に発症し、迅速な対応の有無が予後を左右する。そして、アレルギー反応は接種後早期に発現するほど重篤である。接種後30分間の観察のみで十分とはいえないが、もっとも重篤な反応に対して、適切な医療行為を行うための観察期間としては、少なくとも30分間の待機が重要である。

a）アナフィラキシーの症状

早期診断・早期治療が重要である。接種後30〜45分はアナフィラキシー発現の可能性があることを念頭に早期症状としての口内異常感、口唇あるいは四肢のしびれ感、心悸亢進、悪心、めまい、胸部不快感、四肢の冷感、尿意、便意などに注意する。他覚症状としては、くしゃみ、咳嗽発作、皮膚紅潮、蕁麻疹、血管性浮腫を認め、急激な血圧低下、意識障害、気道狭窄による呼吸困難、チアノーゼを呈す。小児の場合は自覚症状を訴えないことが多いので、何か異常を認めた場合は詳細に観察し、迅速に診断しなければならない。

b）アナフィラキシーの治療

呼吸および循環器系の症状の重篤さで優先順位を決定すべきであるが、まず、ボスミンを皮下注射し、ただちに血管確保する。

(1) エピネフリン皮下注射

0.1%エピネフリン（ボスミン®）を0.01 ml/kg（成人0.3〜0.5 ml）皮下（筋肉）注射する。同時に血管を確保し、気道狭窄の程度に応じて、気道の確保を行う。成人の場合、不整脈等エピネフリンの副作用を心配する意見もあるが、小児の場合、過剰投与に注意すれば、重篤な副作用はほとんどない。少量を頻回投与するのも1つの方法であろう。

以上の処置で軽快することが多いが、経過が思わしくない場合は入院を考慮する。

(2) 局所の処置

接種部の中枢側を緊縛し、接種部にエピネフリン0.1〜0.2 mlを皮下注射する。

(3) 気道確保

仰臥位とし、前頸部を引き上げ、舌根沈下を防ぐ。また、脚部をやや高めとする。喉頭狭窄の場合は、0.1%エピネフリン0.1〜0.5 mlの吸入を、喘息発作を起こしている場合は、気管支拡張薬（硫酸サルブタモール；ベネトリン®あるいは塩酸プロカテロール；メプチン®）0.1〜0.5

ml の吸入を行う。いずれも、生理食塩水 1.0 ml 程度に希釈して、ジェットネブライザーで行う。

また、血圧低下が持続する場合は、酸素欠乏症を防止するため酸素投与が必要である。気道閉塞が強い場合は、細めのチューブで気管内挿管する。

(4) 血管確保

血圧低下の管理が重要である。

① 輸液

血漿の血管外への漏出があるため輸液が必要となる。血圧を維持するよう輸液速度を調節する。

② 0.1%エピネフリン静注

0.01 ml/kg を生理食塩水 10 ml に希釈して、2 分以上かけて投与する。

③ 塩酸ドパミン（イノバン®）点滴

その後の血圧維持のため、5%ブドウ糖あるいは生理食塩水で希釈して、5〜20 $\mu$/kg/分で投与する。

④ ヒドロコルチゾン（サクシゾン®、ソル・コーテフ®）

ステロイドは即効性はないが、症状の遷延化や遅発型反応の防止のため、早めに投与しておいた方が無難である。まず、50〜500 mg を静注し、10〜20 mg/kg/日で維持する。症状軽快後は中止する。

⑤ 抗ヒスタミン薬

理論的には、新たに血中に侵入するアレルゲンの反応を抑制すると考えられるので使用する。とくに、全身掻痒、蕁麻疹を伴う場合には、有効である。塩酸ヒドロキシジン（アタラックス P®）0.5〜1 mg/kg を希釈して、ゆっくり静注する。

主として、急性期の処置を中心に図 13 にまとめた。症状の改善がみられない場合は、順次、矢印にそって処置する。

## D．その他のまれな副反応

1,000 万接種あたり 1 例程度、急性血小板減少性紫斑病が発生することが

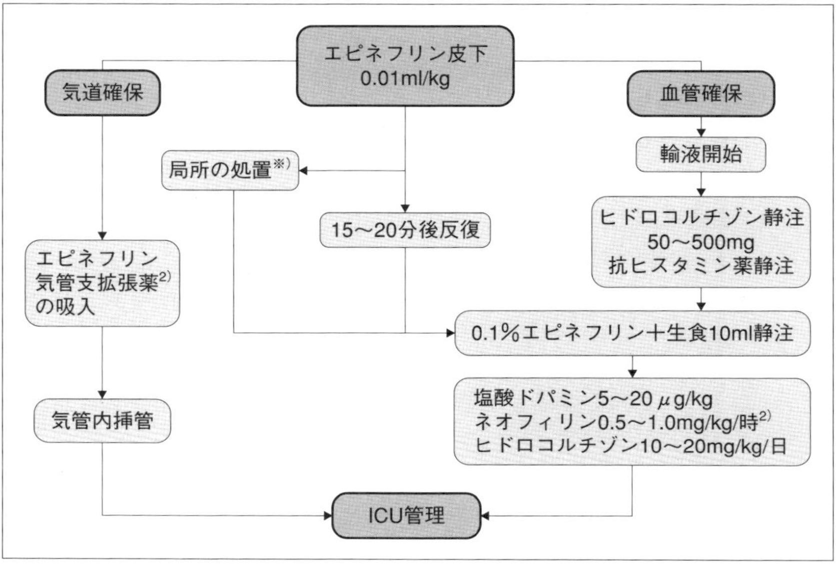
エピネフリン皮下
0.01ml/kg
気道確保
血管確保
輸液開始
局所の処置※)
15～20分後反復
ヒドロコルチゾン静注
50～500mg
抗ヒスタミン薬静注
エピネフリン
気管支拡張薬2)
の吸入
0.1%エピネフリン＋生食10ml静注
塩酸ドパミン5～20μg/kg
ネオフィリン0.5～1.0mg/kg/時2)
ヒドロコルチゾン10～20mg/kg/日
気管内挿管
ICU管理

**図 13　アナフィラキシーショックの治療**

※接種部の中枢側を緊縛し、接種部にエピネフリン 0.1～0.2 ml を皮下注射

知られている。麻しん、風しん、おたふくかぜワクチンよりは頻度が低いが、出血斑等を認めた場合は血液検査を実施するなど、適切に対応する。

## 文　献

1）厚生労働省健康局結核感染症課：予防接種後健康状況調査集計報告書．平成 8 年度～12 年度報告，2003.

2）厚生労働省健康局結核感染症課：予防接種後副反応報告書．平成 8 年～14 年度報告.

3）小倉英郎・他：沈降精製 DPT ワクチンと液状 DT ワクチンの副反応の比較検討．予防接種副反応の軽減化と後遺症患者の社会復帰に関する研究報告書，p294-295，1987.

4）小倉英郎他：アレルギー児における DPT 接種後の副反応と抗体反応の検討．日児誌，91，334，1987.

5）木村三生夫，平山宗宏，堺春美編著：百日咳，ジフテリア，破傷風．予防接種の手引き，第 8 版．近代出版，p138-160，東京，2001.

6）松田　都，河野親彦，他：小児てんかんと予防接種に関する検討．脳と発達，18，119-27，1986．
7）三牧孝至：小児けいれん性疾患と予防接種．脳と発達，18，114-18，1986．
8）小倉英郎：喘息患者のインフルエンザ．インフルエンザ・ワクチン，総合臨床，54，338-343，2005．

（小倉英郎）

第　2　章

# 予防接種の副反応

## Ⅳ．ポリオ接種後の副反応とその対策

ポリオとは、ポリオウイルス感染により発症する、主として片側性の急性弛緩性麻痺（acute flaccid paralysis：AFP）である。ポリオウイルス以外の原因による AFP はポリオ様麻痺と呼ばれ、ポリオと区別されている。ポリオウイルスは血清型から 3 種類（1 型、2 型、3 型）に分類され、3 種類ともポリオを発症させる。野生株によるポリオ発症は、1 型によるものが多く、次いで 3 型である。

ポリオウイルス感染では 90～95％が不顕性感染である。感染者の 4～8％に、感染 1～2 日後に非特異的な症状（小症状；発熱、咽頭痛、下痢など）が出現し、1～5％に小症状出現数日後に無菌性髄膜炎を合併する。典型的なポリオを発症するのはポリオウイルス感染の 0.1～2％であり、麻痺を残すのは 1～4/1,000 例である。

世界中の国でポリオワクチン接種が行われ、その結果、ポリオウイルス野生株はまず南北アメリカ大陸で根絶され、その後西太平洋地域やヨーロッパ地域でも根絶されている（表 22）。現在野生株が残っているのはインド亜大陸とアフリカ（ナイジェリアとその周辺国）である。野生株が減少するにつれ、先進国ではポリオ生ワクチン（oral polio vaccine：OPV）による副反応が問題となり、不活化ポリオワクチン（inactivated polio vaccine：IPV）に切り替える国が増加している[1,2]。

### A．ポリオワクチンの種類と特徴（表 23）

ポリオワクチンには OPV と IPV の 2 種類がある。OPV と IPV の特徴を

表 22　ポリオ・ポリオワクチンの歴史

| | |
|---|---|
| 1916 年 | 米国でポリオの流行 |
| 1949 年 | エンダースらによりポリオウイルスの細胞培養に成功 |
| 1953 年 | ソークにより不活化ポリオワクチンが開発 |
| 1956 年 | セービンにより生ワクチン（セービン株）が開発 |
| 1950 年代後半 | 日本でポリオが大流行する |
| 1961 年 | 生ワクチンを日本へ緊急輸入、一斉投与し、流行を制圧する |
| 1964 年 | 日本で国産生ワクチンの製造を開始する |
| 1980 年 | 日本で最後の野生株によるポリオ患者の発生 |
| 1988 年 | WHO 総会で「地球上からのポリオ根絶計画」が採択 |
| 1994 年 | アメリカ地域でのポリオ根絶宣言 |
| 1997 年 | 西太平洋地域（WPRO）における最後の野生株患者の発生 |
| 2000 年 | WPRO でのポリオ根絶宣言（京都宣言） |
| 2000・2001 年 | ハイチ・ドミニカでワクチン由来強毒株によるポリオ発生 |
| 2001 年 | フィリピンでワクチン由来強毒株によるポリオ発生 |
| 2002 年 | ヨーロッパ地域でのポリオ根絶宣言 |

表 23　ポリオワクチンの種類と特徴

| 項目 | OPV | IPV |
|---|---|---|
| ウイルスの型 | 1 型、2 型、3 型 | 1 型、2 型、3 型 |
| 投与方法 | 経口 | 注射 |
| 投与回数 | 2 回以上 | 4 回 |
| 免疫の持続 | 終生 | 一過性 |
| 血中中和抗体の誘導 | あり | あり |
| 腸管免疫の誘導 | あり | なし |
| ワクチン関連麻痺 | あり | なし |
| 周囲への感染 | あり | なし |
| 集団免疫効果 | あり | なし |
| コスト | 安価 | 高価 |
| 免疫不全宿主への接種 | 禁忌 | 可能 |

OPV：oral polio vaccine（経口生ポリオワクチン）、IPV：inacivated polio vaccine（不活化ポリオワクチン）

表 23 に示した。世界各国は、ポリオの流行状況や経済状態、ワクチンの特徴を考慮し、自国の実情にあった接種方法を選んでいる。

ポリオウイルスを含むエンテロウイルス科のウイルスでは、1 つの型が優位に増殖すると他の型の増殖を抑制する（干渉）特徴を持っている。OPV では 2 型が一番増えやすく、次いで 1 型、3 型の順である。このため、世界保

JCLS 88002-481

健機関（WHO）はOPVを原則3回以上接種するよう勧めている。本邦では1961年にOPVを2回緊急接種し、ポリオ流行をコントロールした経験から、OPVの2回接種を続けている[3)]。ポリオワクチン2回服用による抗体陽転率は、1型90〜93%、2型99〜100%、3型76〜98%である[4)]。

IPVを4回以上接種するのは、4〜8週間隔の3回接種で免疫を誘導（免疫のプライミング）し、4回目の接種で免疫を賦活（ブースター）するためである。IPVにより誘導された免疫の記憶は一生持続するが、感染防御力以上の抗体持続期間は限りがある。

ポリオウイルスはポリオウイルスリセプター（polio virus receptor：PVR, CD155）を介して細胞に侵入する[4)]。服用したワクチン株は咽頭粘膜で増殖し、一方腸管に到達したワクチン株は腸管粘膜で増殖する。免疫健常児におけるワクチン株の増殖期間は、咽頭粘膜では1〜2週間、腸管粘膜では4〜6週間である。OPVは咽頭と腸管での局所免疫と全身免疫の両者を誘導する。集団免疫によるポリオ根絶のためにはOPVが優れている。しかし、腸管で増殖したワクチン株ウイルスは便中に排泄され、周囲の人に感染し、周囲での感染を繰り返すなかで強毒化（強毒復帰株、リバータント）する危険性がある。また、免疫不全宿主では腸管からワクチン株が消失することなく長期間繰り返し増殖し、その経過中に強毒化し麻痺を発症させている[5)]。

IPVは、血清中和抗体は誘導できるが、腸管免疫を誘導できない。このため、ポリオウイルス感染によるAFP発症予防は可能であるが、地域の流行を阻止する力はOPVよりも劣っている。感染防御レベル以上の免疫持続期間も短期間であり、一生免疫を持続させるためには、定期的な追加接種が必要である。また、コストが高い欠点をもっている。

## B．ポリオ生ワクチンの副反応

接種1回目および2回目とも、OPV服用1〜5日後に1%の乳幼児に37.5℃以上の発熱を認め、発熱者の約半数は38.5℃以上である。接種1〜5日後に下痢を2%に、嘔吐を0.6%に認めている。野生株感染時の小症状に一致する症状と考えられている。症状は一過性で対症的に治療する。

OPVで問題となる副反応は、ワクチン株により発症するAFP（ワクチン関

**表 24　急性弛緩性麻痺（AFP）患者におけるポリオの診断**

(1) ワクチン接種者
- 症状出現後 15 日以内に 2 回以上にわたり便からのウイルス分離*
- 便・咽頭以外（尿、血液、髄液など）からのウイルス分離*
- 急性期・回復期の抗体検査

(2) ワクチン接触症例
- 便、咽頭、尿、髄液からのウイルス分離*
- 急性期・回復期の抗体検査

*：分離された株の検査（国立感染症研究所）

連麻痺、vaccine associated paralytic poliomyelitis：VAPP）と、ワクチンを受けた人から周囲の人に感染し、感染を受けた人が発症する AFP（ワクチン接触例、vaccine contact case：VCC）である。米国での VAPP の発症率は、初回接種時 1/70 万接種、その後の接種では 1/690 万接種であり、本邦の発症率は 1/100 万接種である（約 1 年に 1 人）。VCC の発症頻度もきわめて低く、米国では 1/640 万接種であり、本邦では 2〜3 年に 1 例（1/580 万接種）の割合である。

## C．副反応の診断と治療

ポリオウイルス以外にも AFP を起こすウイルスがあり、とくにポリオワクチンを受けた子どもや、受けた子どもの同居者が麻痺症状を発症したときは診断に注意が必要である（表 24)。AFP 症状出現後 15 日以内に 2 回以上便からウイルスが分離されること、尿や髄液からウイルスが分離されることが大切である。VCC の場合には、便だけではなく、咽頭、尿、髄液からのウイルス分離が必要である。いずれの場合も、行政検査として各県の地方衛生研究所にウイルス分離を依頼し、ポリオウイルスが分離されたときは、国立衛生研究所で型鑑別を行うことになっている。

ポリオウイルスの特異的な治療方法はなく、症状に応じた支持療法を行っている。

 

# D．副反応に対する予防対策

ポリオウイルス感染からの回復にはB細胞が重要な役割を果たしている。免疫不全宿主は生ワクチンの接種不適当者であるが、本邦ではOPVは生後初めて接種する生ワクチンであることが多く、ホストの免疫能が不明のまま接種し、ポリオを発症することがある。家族歴や既往歴などから免疫不全が疑われる場合は、診断が確定するまでOPVを含めた生ワクチン接種は見合わせるべきである。肛門周囲膿瘍の小児では、一過性のB細胞系の免疫不全が疑われている。膿瘍が治癒するまで、OPV接種は見合わせるべきである。

免疫不全の兄弟がいる家庭では、OPV接種により家族内感染を起こし、免疫不全の兄弟がポリオを発症する危険性があるので、健康な兄弟へのOPV接種は見合わせるべきである。また、ポリオは小児よりも成人に発症するリスクが高いので、ポリオワクチンを受けていない両親は、子どもがOPVを受けるとき同時にOPVを受けることが勧められている。

# E．本邦の今後のポリオ対策

## 1．IPVの導入

野生株が流行していたときは、VAPPやVCCの発症は大きな問題にはならなかったが、野生株が根絶した現在、VAPPやVCCが大きな問題となっている[1,2)]。フランスやオランダでは以前からIPVを用いていたが、OPVを用いていた米国やカナダなどは最近IPVに切り替えている。WHOもVAPP対策として、野生株が根絶した国のうちIPV導入が可能な国ではIPV接種を勧めている。

本邦でもOPVによるVAPPやVCCが問題となり、IPV導入への動きが始まっている。IPV導入にあたっては、諸外国のように野生株から作られたIPVを導入するか、日本ポリオ研究所が開発しているワクチン株由来のIPVを導入するか検討が必要である。世界からポリオウイルス野生株がなくなると、ポリオウイルス野生株を取り扱える研究所やワクチン製造施設は、外に漏れ出さないよう最大限の努力をする必要性がある。安全性からは、ワクチン株由来 IPV の方が優れている。

## 2．ポリオワクチン接種の必要性

西太平洋地域からポリオウイルス野生株が根絶された現在、ポリオワクチン接種を続ける必要性について疑問を投げかける意見がある。OPV 接種を行っている国で、接種率が低下すると、OPV 由来株の一部が他のエンテロウイルスの遺伝子に自然界で組み変わった変異強毒株（ワクチン由来リアソータント強毒株）が出現している[3)]。2000〜2001 年にかけてのハイチ・ドミニカ（イスパニオラ島）の流行、2001 年のフィリピンの流行、2002 年のマダガスカルの流行などがこの例である。ハイチ・ドミニカでは、接種率 20〜30％の地域で 2 年間にわたりヒトの間で循環を繰り返した結果、変異強毒株が出現したと推定されている。

ポリオワクチン接種率が低下すると、OPV 由来株が地域を循環する中で強毒化し、麻痺患者を発症させる危険性があり、野生株が根絶された地域でもポリオワクチン接種を継続することが必要である。IPV に切り替えたとき、接種率が高ければ地域を循環するワクチン由来株が消失するかは今後の課題である。

## 3．OPV は期間限定接種か通年接種か

現在本邦の多くの地区では、「予防接種ガイドライン」にしたがって OPV を集団で期間を決めて（主として春と秋に 1 ヵ月間）接種しており、個別で期間限定して接種するか、個別で通年接種している地区は少数である。接種期間を限って OPV を接種すると、他の予防接種の接種率、とくに麻しんワクチン接種率に悪影響をおよぼしている[6)]。

今まで OPV 接種を行っていた多くの先進国では、OPV をジフテリア・百日咳・破傷風 3 種混合ワクチン（DPT ワクチン）と同じ日に、個別に通年接種で行っていた。拡大予防接種計画にしたがって OPV を接種している途上国では、DPT 接種時に OPV を集団で接種しているが通年接種である。通年接種を行っている国での CVV 発症頻度は、接種期間を限って接種している本邦と同頻度である。

麻しんワクチンは生後 12〜15 ヵ月で接種するよう勧告されており、結核

予防法の改正により、平成17年度からBCGは満6ヵ月までに接種することになる。各種ワクチンの接種スケジュールを立てるうえで、OPV接種方式や標準的な接種年齢は再考すべき課題である。

## 4．IPVの接種方法

IPVは注射による複数回接種であり、他の先進国の接種スケジュールでは、DPTワクチンと同時接種を行っている。本邦では1回に2種類以上のワクチンを接種することに抵抗がある。DPTワクチンとIPVを同日に別々に2カ所接種すると決めるならば、両者の接種率がともに低下する危険性がある。可能ならば、DPTワクチンにIPVを入れた4種混合ワクチンの開発が期待されている。

## まとめ

OPVは世界のポリオ根絶に貢献してきた。ポリオ根絶が最終段階になった今日、OPVによるVAPPやCVVが問題となっている。VAPPやCVV対策としてIPVの早期導入を考慮すべきである。

### 文献

1）Aylward RB, et al：Global health goals：lessons from world wide effort to eradicate poliomyelitis. Lancet 362：909-914, 2003.
2）橋爪壮：いま，なぜ不活化ポリオワクチンが必要か？　ウイルス 51：101-104，2001.
3）中野貴司：ポリオワクチン．小児科 45：865-870，2004.
4）Sutter RW, et al：Poliovirus vaccine-Live. Edited by Plotkin SA and Orenstein WA, Vaccines 4th eds, pp651-705, Saunders, Philadelphia, 2004.
5）Khetsuriani N, et al：Persistence of vaccine-derived poliovirus among immunodeficient persons with vaccine-associated paralytic poliomyelitis. J Infect Dis 188：1845-1852, 2003.
6）庵原俊昭，他：三重県の麻疹疫学からみた麻疹ワクチン接種率向上対策．日本小児科医会会報 28：157-160，2004.

（庵原俊昭）

第 2 章

# 予防接種の副反応

## V．麻しんワクチン接種後の副反応とその対策

### A．麻しんワクチン

麻しんワクチンは、弱毒生ウイルスを 1 dose 0.5 m*l* 中に 5,000 $TCID_{50}$以上を含み、保存剤、安定剤を含むワクチンである。製剤は武田薬品、北里研究所、阪大微研、の 3 社で製作され市販されている（表 25）。弱毒ウイルスはそれぞれ Schwarz FF8 株、AIK-C 株、CAM 株であり、原株は前 2 者が Enders が分離した Edmonston 株、後者が阪大微研が分離した田辺株である。最終製品はニワトリ胎児胚初代細胞（CE 細胞）で増殖したウイルスを含む培養上清を精製してつくられている。いずれも凍結乾燥品であり、用時添付の溶解液（蒸溜水）0.7 m*l* で溶解後、うち 0.5 m*l* を皮下注射する。

含まれる保存剤、安定剤の種類や含有量はそれぞれの製造所によって異なっている。以前に添加されており、アナフィラキシーの原因となったゼラチンは全製材から除去された。

表 25　市販されている麻しんワクチン

| 製造会社 | ワクチン株 | 由来 | 弱毒化、ワクチン使用細胞 |
|---|---|---|---|
| 武田薬品工業 | FF8 | Edmonston 株 | CE*細胞 |
| 北里研究所 | AIK-C | Edmonston 株 | ヒツジ腎、CE 細胞 |
| 阪大微研 | CAM | 田辺株 | ニワトリ漿尿膜、CE 細胞 |

*CE（chicken embryo）

# B．接種に伴う副反応

## 1．弱毒株ウイルス増殖に伴う副反応

ワクチンを接種すると弱毒株ウイルスがまず局所で増殖し、所属リンパ節を経てウイルス単独あるいは細胞（リンパ球、マクロファージ、好中球など）とともに全身諸臓器に至り2次増殖する。この際、増殖したウイルスに対して免疫系が作用して各種の炎症反応が惹起される。弱毒株ウイルスであっても、野生株ウイルスのもつ臓器指向性や、弱いながらも増殖に伴って起こる炎症反応が一定程度にひき起こされる。

接種後10日を中心に37.5℃以上の発熱を約30%に、同時期に紅斑性丘疹性発疹を約10%にみる。

ごくまれにけいれんや、脳炎、脳症（100～150万接種に1例）を伴うことが報告されている。

## 2．ワクチン溶解液に対する副反応

接種後約30分以内にあらわれるアナフィラキシーショック、蕁麻疹などの即時型反応、接種当日の夜や翌日にはじまる接種部位や全身に至る紅斑丘疹、水疱形成などはすべて添加物として存在したゼラチンにその原因が求められた[1,2)]。現在市販されている麻しんワクチンにはすべての製品から除去されており、これによる即時型、遅延型反応はみられない。

## 3．他の成分に対する副反応

ゼラチンが即時型アレルギーの主因とされる以前には、卵アレルギーとする意見が大勢を占めていた。ところがこのワクチンの製造過程で使用する細胞はニワトリ胚初代細胞であり、鶏卵そのものではない。そしてワクチン液を用いて実測された卵白アルブミンの量も0.1～0.52 ng/m*l* とごく微量であるとの指摘がある[3)]。

James ら[4)]は卵アレルギーの存在のはっきりしている小児54人（平均18.5ヵ月児）にMMRワクチンをfull dose（0.5 m*l*）接種して、全員に安全に施行できたと報告している。そして過去の文献にある報告を集計して、卵

アレルギーがスキンテストや接種チャレンジによって陽性児でも、MMR ワクチン接種の安定性を確認している。これらのことから最近は卵アレルギーのある児でも麻しんワクチンの接種は差し支えないとの意見が多い。

CE 細胞培養液中に抗生物質としてカナマイシンやエリスロマイシンが含まれるが、精製した製品中に含有する量はきわめて少ない。

最近添加物に含まれるチメロサールと自閉症との関連が議論されたが、公式的調査で否定されている（第 1 章のワクチンとチメロサールを参照)。

# C．副反応対策

接種後 10 日を中心にみられる発熱、発疹はいずれも軽微であり、医療処置を講ずることなく自然消失する。38.5℃以上の高熱に対しては解熱薬（アセトアミノフェン坐薬など）を用いる。

種々の抗原に対してアレルギーを起こすことがはっきりしている児については、ワクチン液でプリックテストを行い陰性であれば、ワクチン液を生理食塩水で 100 倍に希釈して 0.02 m*l* で皮内反応を行う。生理食塩水と比較した発赤径から陰性と確認した後に full dose を接種し、かつ 30 分以上外来で経過観察を行うなどの慎重な対応が求められている。実際には発赤径 20 mm 以上、膨疹 10 mm 以上を陽性、発赤径 40 mm 以上、膨疹 15 mm 以上を強陽性と判定する。

自然麻しんの重篤さを考慮するならば、これらのアレルギー児にもできるだけ接種したい。強陽性と判定された場合を除き、救急処置をとれる体制を準備して接種しているのが現状である。

### 文　献

1）三宅　健，河盛重造，吉田隆実：アレルギー患者血清中に存在する麻疹ワクチン成分に対する特異 IgE 抗体の検討―第 3 報　麻疹ワクチンに含まれるアレルゲンとしてのゼラチンの可能性について．日本小児科学会雑誌 92：1502-1505，1988.

2）井上　栄，阪口雅弘：ワクチン添加物としてのゼラチンによる副反応に開する研究．厚生省予防接種研究班平成 6 年度報告書，pp.309-312，1995.

3）小倉英郎：予防接種のすべて，アレルギー疾患―卵アレルギーと予防接種―．小児科診療 56：2209-2216，1993．

4）James JM, Burks AW, Roberson PK, et al：Safe administration of the measles vaccine to children allergic to eggs. New Engl J Med 332：1262-1266, 1995.

（富樫　武弘）

第 2 章

# 予防接種の副反応

## VI. 風しんワクチン接種後の副反応とその対策

わが国の風しんワクチンは 1976 年から接種が開始され、1977 年 8 月女子中学生に対する定期接種が始まった。1989 年 4 月から生後 12〜72 ヵ月児への麻しんワクチン定期接種時に麻しん・おたふくかぜ・風しん混合（measles mumps rubella：MMR）ワクチンを選択してもよいことになった。しかし、MMR ワクチンはおたふくかぜワクチン株による無菌性髄膜炎の多発により 1993 年 4 月に中止となった。1994 年の予防接種法改正に伴い 1995 年 4 月から風しん流行そのものを抑えるため、生後 12〜90 ヵ月未満の男女（標準として生後 12 ヵ月以上 36 ヵ月以下）に風しんワクチンが接種されている。本稿では、1994 年の法改正時から開始された 2 種類の副反応調査結果を紹介する。

### A. 予防接種後健康状況調査[1)]

この報告は定期接種のワクチンについて、各都道府県単位で報告医を定め、それぞれのワクチンについて接種後の健康状況を一定期間（風しんワクチンでは 28 日間）、前方視的に調査したものである。通常の副反応（発熱、発赤、発疹、腫脹）や、まれにおこる副反応（アナフィラキシー、脳炎、脳症等）に加えて、これまで予防接種の副反応として考えられていなかった接種後の症状についても報告できるように設定されている。予防接種との因果関係の有無に関係なく接種後に健康状況の変化をきたした症例を集計したものであ

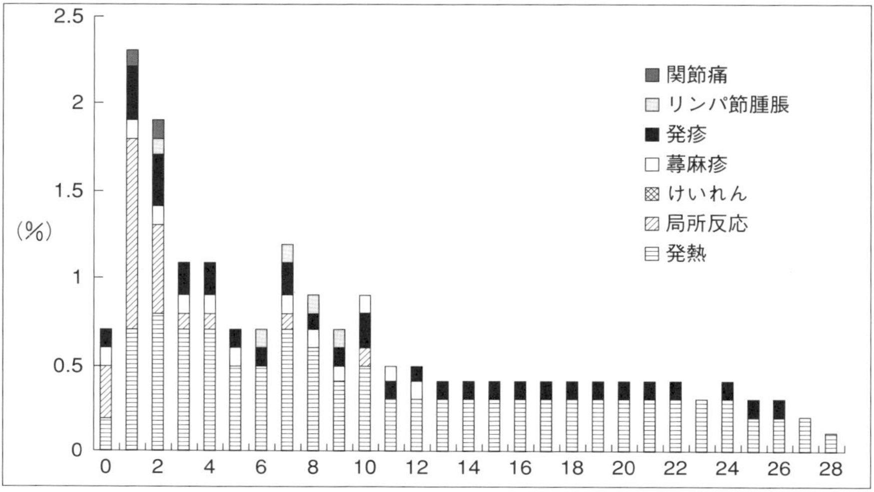
2.5
2
1.5
(%)
1
0.5
0
0 2 4 6 8 10 12 14 16 18 20 22 24 26 28
関節痛
リンパ節腫脹
発疹
蕁麻疹
けいれん
局所反応
発熱

**図 14　風しんワクチン接種後 28 日間の健康状況の変化**
(N＝37,918)
予防接種後健康状況調査集計報告書：平成 8～14 年度累計報告

り、これらの症例のなかには、予防接種によって引き起こされた反応だけでなく、予防接種との関連性が考えられない偶発事象等も含まれている。

集計は、予防接種との因果関係がないと思われるもの、もしくは、報告基準の範囲外の報告等についても排除せず、単純計算してまとめられている。

平成 8 年度から平成 14 年度までの対象者は 3 万 7,918 人（男 1 万 8,772 人、女 1 万 9,098 人、不明 48 人）。年齢は、6～11 ヵ月 90 人、1 歳 1 万 8,894 人、2 歳 8,384 人、3 歳 3,163 人、4 歳 1,308 人、5 歳 1,087 人、6 歳 1,303 人、7 歳 1,038 人、12～15 歳 2,651 人であった。このうち、風しんワクチン接種後に健康状況に変化が認められた割合は、16.8%（男 17.0%、女 16.6%）で、男女差は認められていない。

図 14 に観察期間中（0～28 日）の健康状況の変化を示す。もっとも多かった症状は発熱であった。発熱者総数は 4,245 人（11.2%）で、38.5℃以上は 2,572 人（6.8%）に認められた。発熱のピークは接種 2～3 日後にみられた。接種 6 日目までに 37.3%、7～13 日　27.6%認められている。

局所反応は 954 件（2.5%）にみられた。ピークは接種翌日で全体の 43%、接種当日が 11.0%、2 日目が 20.5%で、接種 2 日以内に局所反応全体の

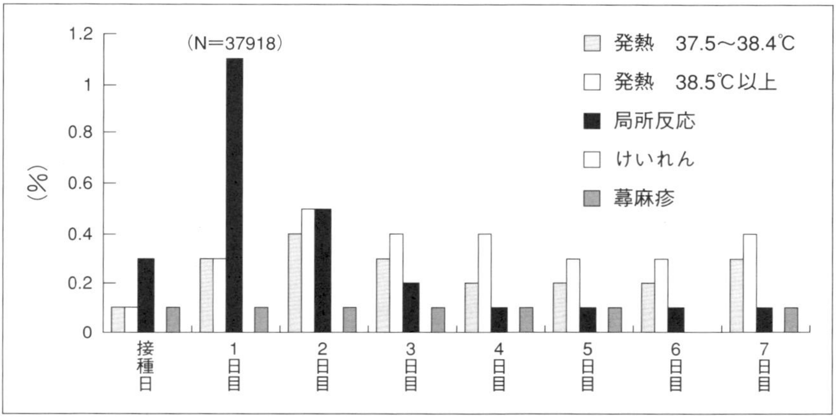
(N=37918)
発熱　37.5〜38.4℃
発熱　38.5℃以上
局所反応
けいれん
蕁麻疹
(%)
1.2
1
0.8
0.6
0.4
0.2
0
接種日
1日目
2日目
3日目
4日目
5日目
6日目
7日目

**図 15　風しんワクチン接種後 1 週間以内の健康状況の変化**

(N=37,918)

予防接種後健康状況調査集計報告書：平成 8〜14 年度累計報告

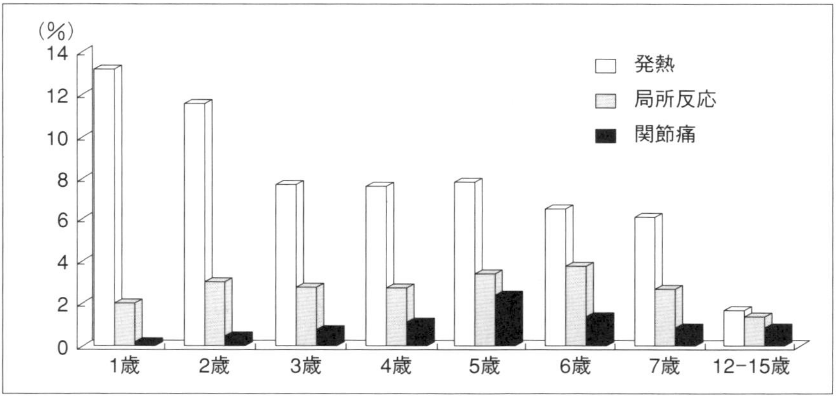
(%)
14
12
10
8
6
4
2
0
発熱
局所反応
関節痛
1歳
2歳
3歳
4歳
5歳
6歳
7歳
12−15歳

**図 16　風しんワクチン接種後 28 日間のおもな副反応**
**—年齢別発生率—**

(N=37,918)

予防接種後健康状況調査集計報告書：平成 8〜14 年度累計報告

74.5%が認められた。

けいれんは 46 件（0.1%）で、接種 8 日目に 6 件認められた。37.5℃以上の発熱を伴っていたけいれん 37 件（90.4%）で、37.5℃未満は 9 件であった。

蕁麻疹は 521 件（1.4%）に認められた。蕁麻疹は、ワクチン接種後の即時

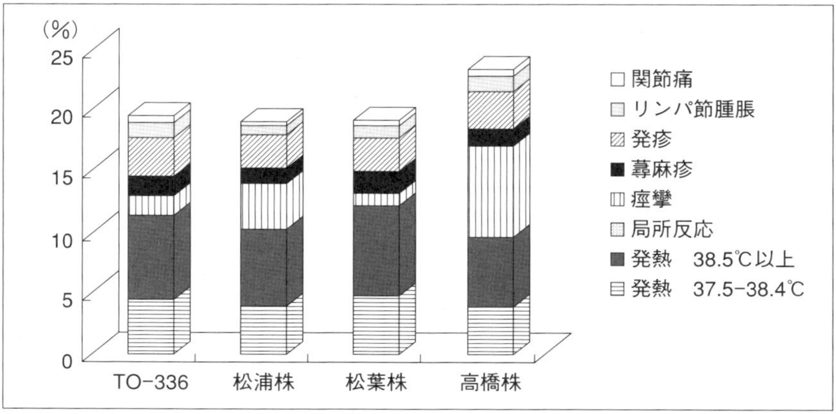
(%)
25
20
15
10
5
0
TO-336
松浦株
松葉株
高橋株
関節痛
リンパ節腫脹
発疹
蕁麻疹
痙攣
局所反応
発熱　38.5℃以上
発熱　37.5-38.4℃

**図 17　風しんワクチン接種後副反応：株による違い**
（N＝37,918）
予防接種後健康状況調査集計報告書：平成 8～14 年度累計報告

型副反応と考えられるが、必ずしも接種当日は多くない（28 件：5.4%）（図 15）。接種翌日に小さなピークがあり 46 件（8.8%）であった。発疹は 1,129 件（3.0%）にみられ、接種翌日に小さなピークがあったが広く分布していた。接種後 7～13 日が 352 件（31.4%）、14～21 日が 196 件（17.5%）であった。

リンパ節腫脹は 361 件（0.9%）にみられた。接種後 6～10 日目と 20 日目にピークが認められた。

関節痛は 196 件（0.5%）報告された。接種後 1～2 日目と 4～8 日目にピークが認められた。年齢割合は、報告数が全体で 196 例と少なく、年長児に多い傾向は認められていない。

わが国で使用されている風しんワクチン株は現在 4 種類ある。株による副反応に大きな違いは認められていない（図 17）。

## まとめ

風しんワクチン接種後健康状況の変化で多かったのは発熱であった。発熱率は年齢によって異なり、1 歳児 15.7%、2 歳児 10.0%、3 歳児 8.7%であった（図 16）。1 歳児が多かった要因は、咳、鼻水、嘔吐、下痢などの症状が把握されていないため不明であるが、その他のワクチンの健康状況調査から

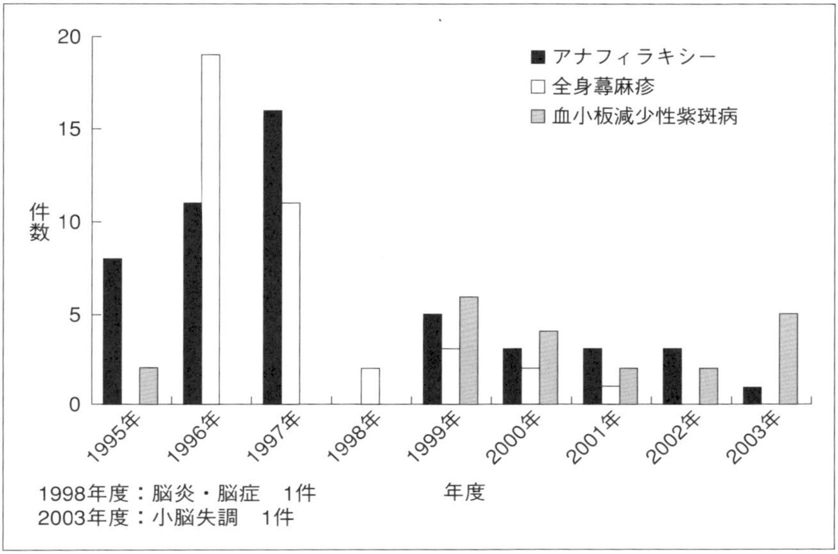
■ アナフィラキシー
□ 全身蕁麻疹
▨ 血小板減少性紫斑病
件数
20
15
10
5
0
1995年
1996年
1997年
1998年
1999年
2000年
2001年
2002年
2003年
年度
1998年度：脳炎・脳症　1件
2003年度：小脳失調　1件

**図 18　予防接種後副反応報告**

予防接種後副反応報告書（平成 7 年 10 月 1 日～平成 16 年 3 月 31 日）

推察すると、上気道炎などの紛れ込みの可能性も考えられる。発疹、局所反応、蕁麻疹の発生率は 1～2% 台と少ない。リンパ節腫脹、関節痛は 1% 未満とまれであった。血小板減少性紫斑病、脳炎の報告はなかった。

## B．予防接種後副反応報告[2)]

この報告も平成 6 年の予防接種法改正に伴い実施されることになったもので、一定の報告基準により予防接種後の異常な副反応を後方視的調査により報告・集計されたものである。予防接種との因果関係や健康被害救済と直接結びつくものではないとされている。報告は予防接種後に健康状況の変化をきたし、接種者、主治医、本人または保護者、その他の方が報告基準を参考に報告すべき異常副反応と判断した症例で報告されたものである。報告するかどうかは報告者の判断のため、各都道府県の接種対象者人口などを考慮しても報告数に県ごとのばらつきが大きく、副反応数の発生率などについて

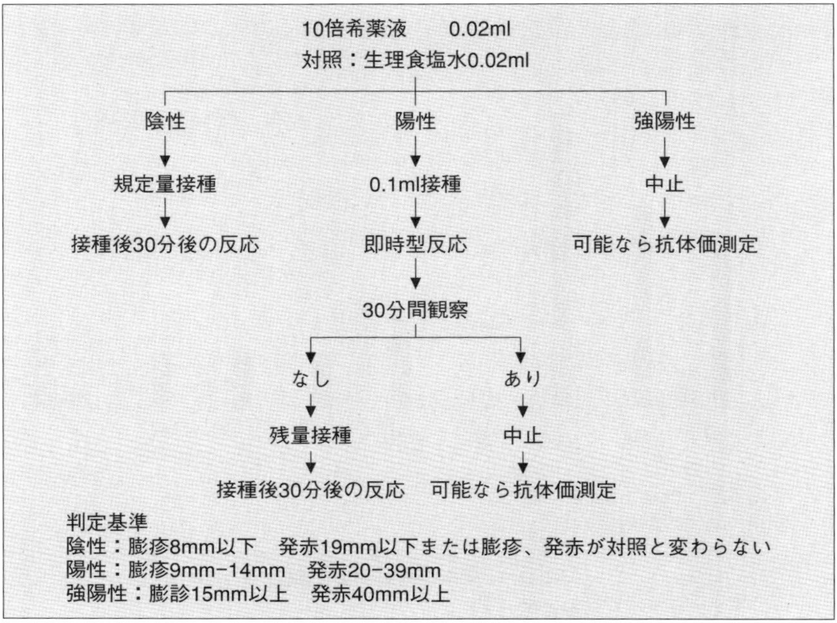
10倍希薬液　0.02ml
対照：生理食塩水0.02ml
陰性
規定量接種
接種後30分後の反応
陽性
0.1ml接種
即時型反応
30分間観察
なし
残量接種
接種後30分後の反応
あり
中止
可能なら抗体価測定
強陽性
中止
可能なら抗体価測定
判定基準
陰性：膨疹8mm以下　発赤19mm以下または膨疹、発赤が対照と変わらない
陽性：膨疹9mm-14mm　発赤20-39mm
強陽性：膨診15mm以上　発赤40mm以上

**図 19　ワクチン液による皮内反応を行う場合**
（BCG ワクチンには適用しない）
厚生労働省予防接種研究班（ハイリスク児）日本小児アレルギー学会誌 17：103-114，2003

はこのデータからは分析できないとされている。

平成 6 年 10 月 1 日〜平成 16 年 3 月 31 日までの累計では風しんワクチンによる副反応は 434 件報告されている。そのうち即時型反応は 122 件（28.1%）で、アナフィラキシー 50 件、全身蕁麻疹 72 件であった。アナフィラキシーや全身蕁麻疹などの全身性即時型副反応は 1995 年〜1997 年まで、麻しんワクチン同様、多く報告されていた。ワクチンからゼラチンが除去され、1998 年度から年間それぞれ 1〜5 件と減少している（図 18)。

血小板減少性紫斑病は平成 7 年度 2 件、11 年度 6 件、12 年度 4 件、13 年度 2 件、14 年度 2 件、15 年度 5 件報告されている。

脳炎・脳症が平成 10 年度 1 件（回復)、小脳失調が平成 15 年度 1 件報告されている。

その他の異常反応（発疹、局所反応等）200 件（発疹 67 件、局所反応 69

件、その他 64 件)、基準外報告 89 件（発熱等の全身反応 27 件、その他 62 件）であった。

## まとめ

風しんワクチン接種後副反応のなかで、注意が必要なアナフィラキシーなど即時型副反応が全体の 28%を占めていた。安定剤としてゼラチンが除去されて以来、報告数も減少して年間数例となっている。血小板減少性紫斑病も年間数例報告されている。

# C．対策

## 1．発熱

予防接種後健康状況の変化で、最多は発熱であった。必ずしもワクチンによる発熱だけではないが、図 16 の年齢による発熱率や接種後の発熱日（麻しんワクチンほど明瞭なピークは認められない：図 14、15）などを保護者に十分に説明し、了解を得ておくことが大切である。

## 2．局所反応

発熱に次いで多かった。局所反応は、接種に伴う副反応であり、少なくするためには、できるだけ皮下深く接種することが望ましい。

## 3．即時型副反応

数例は毎年報告されている。ハイリスク群はとくに報告されていないが、他のワクチンで即時型副反応を起こした例や接種医や保護者の不安が強い場合は、図 19 に示す接種ワクチンによる皮内反応[3]を事前に行うことが望ましい。

**参考文献**

1）予防接種後副反応・健康状況調査検討会：予防接種後健康状況調査報告書．厚生労働省健康局結核感染症課．2003．
2）予防接種後副反応・健康状況調査検討会：予防接種後副反応報告書 No.

1～No. 9（平成 6 年 4 月 1 日～平成 15 年 3 月 31 日）．厚生労働省健康局結核感染症課.
3）予防接種ガイドライン等検討委員会：予防接種ガイドライン，p43，2005 改編.

（岡田賢司）

第 2 章

# 予防接種の副反応

# Ⅶ．日本脳炎ワクチン接種後の副反応とその対策

日本では平成 4 年以降、日本脳炎患者数が年間 10 名未満と激減したが、ウイルスの増幅動物と考えられている飼育豚の間ではなお西日本を中心に広く感染が起こっている[1)]。一方、インド、東南アジア、中国などでは毎年数万人を超える患者発生が続いている。日本脳炎の顕性発症率は低いが、発病すると死亡率は現在でも 15%、後遺症の率もなお高く、有効な治療法もないので、定期の予防接種対象疾患になっている（北海道では実施していない）。

## A．ワクチンの組成

日本脳炎ワクチンは、ウイルスを幼若マウス脳内に接種し、ウイルスが増殖した脳材料を出発材料とし、アルコール・プロタミン処理、超遠心法その他で精製し、ホルマリンその他の方法で不活化している。平成元年からは、国内外の流行株に対する中和抗体産生性が従来の中山株より優れているとの理由から北京-1 株を用いて製造されている[2)]。表 26 に含有成分を示した。チメロサールは自閉症との関連が注目されたが、疫学的な因果関係は否定された[3)]。しかし脳に対する理論的危険性の可能性を排除するため、平成 11〜15 年にかけてチメロサールの減量、除去、代替品への変更（2-フェノキシエタノール）等がなされた。また、アナフィラキシーや全身蕁麻疹の原因として問題になったゼラチンもすでに除去されている[4)]。

**表 26 日本脳炎ワクチン（北京株）（液剤 0.5 mL 中含有量）**

| 製造元 | 液剤色 | 不活化剤・保存剤 | 保存剤 | 安定剤 | | | | 無痛化剤 | 緩衝剤・等張化剤 | | |
|---|---|---|---|---|---|---|---|---|---|---|---|
| | | ホルマリン（ホルムアルデヒド換算） | チメロサール | ポリソルベート80 | D-ソルビトール | ブドウ糖 | グリシン | ベンジルアルコール | リン酸水素ナトリウム | リン酸二水素カリウム | 塩化ナトリウム |
| | | (mg) | (μg) | (μL) | (mg) | (mg) | (mg) | (μL) | (mg) | (mg) | (mg) |
| 武田薬品 | 無色の澄明またはわずかの白濁 | 0.05 以下 | 0<br>(2-PE 2.5 μL) | 0.125 | 0 | 0 | 0 | 0 | 0.01 mol/L リン酸塩緩衝塩化ナトリウム | | |
| 阪大微研 | | 記載なし | 5 | 1.5 | 5 | 0 | 0 | 0 | TCM-199 残量 | | |
| 北里研究所 | | 0.05 以下 | 0 | 0.05 | 0 | 0 | 0 | 0.625 | 1.255 | 0.204 | 4.15 |
| 化血研 | | 0.05 以下 | 5（バイアル）<br>2（シリンジ） | 0.05 以下 | 0 | 0.5 | 1.0 以下 | 0 | 1.24 | 0.21 | 4.09 |
| デンカ生研 | | 0.05 以下 | 2 | 0.1 | 0 | 0 | 0 | 0 | 0.863 | 0.125 | 4.25 |

各社添付文書から引用作表（平成 17 年 10 月）

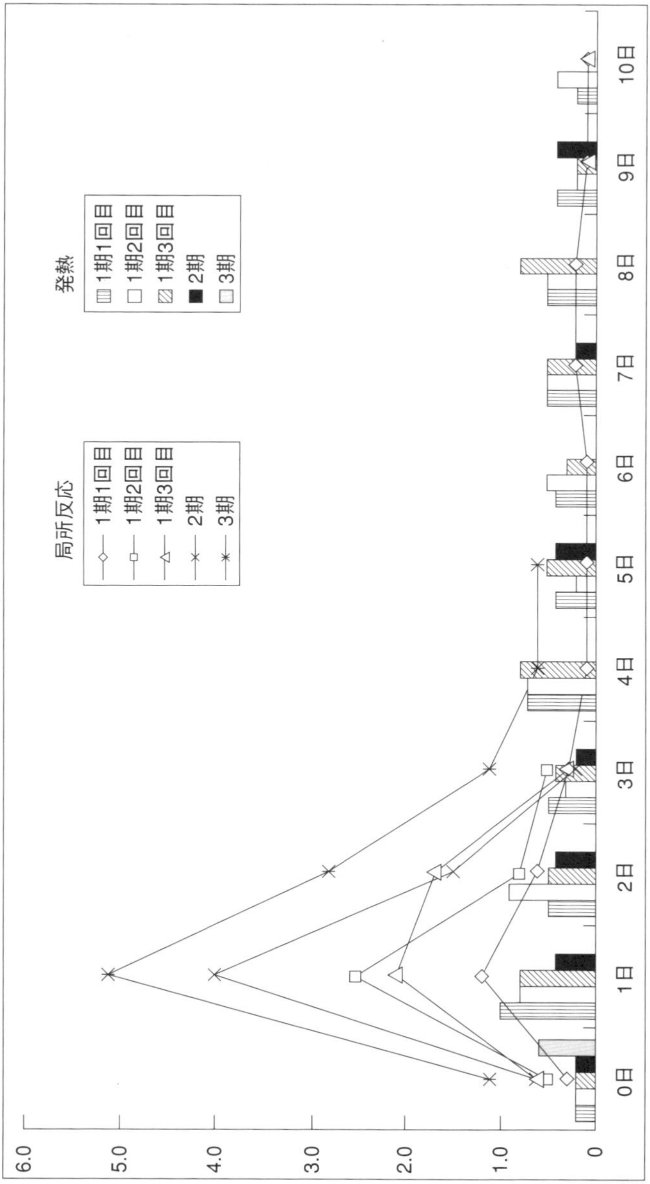
6.0
5.0
4.0
3.0
2.0
1.0
0
0日
1日
2日
3日
4日
5日
6日
7日
8日
9日
10日
局所反応
1期1回目
1期2回目
1期3回目
2期
3期
発熱
1期1回目
1期2回目
1期3回目
2期
3期

図20　平成14年日本脳炎予防接種後の局所反応および発熱[5]

# B．接種方法

第Ⅰ期定期接種は生後6ヵ月から90ヵ月未満の間に、初回接種（1〜4週間隔で2回、標準的には3歳）と追加接種（初回接種後おおむね1年を経過した時期に1回、標準的には4歳）を行う。第Ⅱ期定期接種は9歳から12歳を対象に行う。接種量は3歳未満が0.25 ml、3歳以上は0.5 mlで、皮下接種する。

# C．局所および全身副反応

一般的にみられる副反応は局所反応（疼痛、発赤、腫脹）である。発熱や全身発疹もまれに経験される。予防接種後健康状況調査（平成14年度：接種後10日までを表示）による局所反応と発熱の率を接種回数別に図20に示した[5)]。平成8年〜12年度までの同集計に比べ、局所反応の発生率がほぼ半減している。

平成13年度の厚生労働省予防接種後副反応報告書集計では、約430万接種に即時型全身反応25例（アナフィラキシー11件、全身蕁麻疹14件）、39℃以上の発熱12件があり、ほとんどの症例の発症日は接種後3日以内であった[6)]。

# D．中枢神経系副反応

不活化ワクチンなので体内でウイルスが増殖して神経障害を起こすことはないが、現行の日本脳炎ワクチンはマウス脳乳剤を出発材料に製造されているため、交差アレルギー等による中枢神経系副反応が古くから心配されていた。わが国の日本脳炎ワクチンは5回の改良が行われ、現在では蛋白含有窒素量10 μg/ml以下、脱髄病変に関与すると考えられるミエリン塩基性蛋白（MBP）の量も2 ng/ml以下に下げられており、モルモットを用いた脳炎惹

表 27　日本脳炎ワクチン接種後の神経系副反応報告件数（平成 6〜15 年度）

| | |
|---|---|
| ・脳炎・脳症 | 27 |
| ADEM、ADEM の疑い | 18 |
| その他の脳炎・脳症 | 9 |
| ・けいれん | 38 |
| 有熱性（熱性けいれん） | 19 |
| 無熱性 | 16 |
| 記載なしあるいは不明 | 3 |
| ・運動障害 | 3 |
| ・その他の神経障害 | 20 |
| 一過性しびれ、脱力 | 6 |
| 意識喪失 | 3 |
| 視神経炎 | 1 |
| 末梢神経麻痺（とう骨神経、顔面神経、外転神経） | 4 |
| 低カリウム性周期性四肢麻痺 | 1 |
| 失調症歩行障害 | 2 |
| その他 | 3 |

厚生労働省予防接種後副反応報告書より作図

起モデルでの神経病原性レベル以下である[7]。大滝らは、1968〜93 年の接種で 7 例の急性散在性脳脊髄炎（acute disseminated encephalomyelitis：ADEM）を後方視的病院調査にて見出している[8]。厚生労働省予防接種後副反応報告書（因果関係は必ずしも問わない）集計では、平成 6 年から 15 年までの 10 年間（接種総数約 4,300 万）で、18 例の ADEM（疑い例を含む）と 9 例の脳炎・脳症の報告がある。けいれんやその他の神経障害も報告されている。いずれも発症年齢、接種後の発症時期などは一定せず、因果関係の詳細は不明である（表 27）。

## E．副反応に対する対応

アナフィラキシーショックに対しては、エピネフリン 0.01 mg/kg を皮下注射し、喘鳴があればエピネフリンやその他の気管支拡張薬の吸入、血管確保の後輸液を開始し、ハイドロコーチゾン 50〜500 mg や抗ヒスタミン薬を静注する。これらの処置で軽快しない場合は気管内挿管などの処置が必要になるので2次病院へ至急搬送する。

ワクチン接種後一定期間内の神経系症状を呈した場合は、極力原因究明に努める。紛れ込み事故を排除するために脳炎/脳症の原因になりうるウイルス抗体価の検索を行う。また通常の髄液検査に加え、ウイルス分離、PCR法によるウイルス核酸、ウイルス抗体価、抗MBP抗体なども検索する。

## F．日本脳炎ワクチンの新しい動き

厚生労働省は2005年5月30日、表28に挙げる理由から、現行日本脳炎ワクチンの定期接種における積極勧奨を一時中止することを決め、対応を通知した（表29）。定期接種からはずしたわけではないので、希望者は接種可能であるが、事実上の接種中止に近い。

また、同年7月29日付けで政省令改正が行われ、日本脳炎ワクチンの第3期定期接種の廃止が即日付けで決定された。この経緯や理由についての国の説明は十分でない。

本稿は、現行日本脳炎ワクチンの副反応について記載したが、マウス脳由来ワクチンであるということからくるADEM発症の理論的危惧を払拭するため、現在、vero細胞を用いた組織培養不活化日本脳炎ワクチンが開発され、2社製品が承認審査中である。それらの安全性、有効性が証明されれば、新ワクチンを使用して定期接種の勧奨が再開される可能性が高い。その場合の副反応については、国が実施している予防接種後健康状況調査により、比較的早期に明らかになるであろう。今後の動きに注目したい。

**表 28　現行日本脳炎ワクチン積極勧奨中止の経緯（平成 17 年 5 月 30 日付）**

(1) 日本脳炎ワクチンによる ADEM（急性散在性脳脊髄炎）の健康被害については、予防接種法に基づき、平成 3 年度以降、因果関係が否定できない又は肯定できるとして、13 例（うち重症例 4 例）の救済を行ってきた。
(2) 平成 17 年 5 月、疾病・障害認定審査会において、現行の日本脳炎ワクチンの使用と、重症の ADEM の事例の発症の因果関係を肯定する論拠がある旨の答申が出され、5 月 26 日、厚生労働大臣による因果関係の認定をしたところである。
(3) これらは、いずれも厳格な科学的証明ではないが、日本脳炎ワクチン接種と健康被害との因果関係を事実上認めるものである。
(4) 従来、予後は良好であると考えられてきた ADEM について、日本脳炎ワクチン以外での被害救済例は 2 例であるが、日本脳炎ワクチンでは 14 例の救済例があり、そのうち、5 例目の重症な事例が認知された状況においては、よりリスクの低いことが期待されるワクチンに切り替えるべきであり、現在のワクチンについては、より慎重を期するため、積極的な接種勧奨を差し控えるべきと判断した。

**表 29　厚生労働省の対応（平成 17 年 5 月 30 日付）**

(1) マウス脳による製法の日本脳炎ワクチンと重症 ADEM との因果関係を肯定する論拠があると判断されたことから、現時点では、より慎重を期するため、定期予防接種として現行の日本脳炎ワクチン接種の積極的勧奨は行わないよう、各市町村に対し、地方自治法に基づく勧告を行った。
(2) 流行地へ渡航する場合、蚊に刺されやすい環境にある場合等、日本脳炎に感染するおそれが高く、本人又はその保護者が希望する場合は、効果及び副反応を説明し、明示の同意を得た上で、現行の日本脳炎ワクチンの接種を行うことは認められる。
(3) 日本脳炎の予防接種を継続する必要性については、専門家から指摘されているところであり、よりリスクの低いと期待される組織培養法によるワクチンが現在開発中であることから、供給できる体制ができたときに供給に応じ接種勧奨を再開する予定。
(4) 各市町村において、日本脳炎の予防接種に関する問い合わせに対応するとともに、念のため、戸外へ出るときには、できる限り長袖、長ズボンを身につける等、日本脳炎ウイルスを媒介する蚊に刺されないよう注意喚起を行う。

## 文献

1）木村三生夫，他：予防接種の手びき　第9版，pp234-249，近代出版，東京，2003.

2）堀内清，他：新しい日本脳炎ワクチンの開発，臨床とウイルス 23：296-300，1995.

3）Institute of Medicine：Immunization safety review vaccines and autism. National Academy Press, Washington DC, 2004.

4）阪口雅弘，他：ワクチン副反応とゼラチンアレルギー．感染症 155：198-202，1996.

5）厚生労働省健康局結核感染症課：予防接種後健康状況調査集計報告書（平成14年4月1日〜平成15年3月31日）p169-173.

6）厚生省保健医療局エイズ結核感染症課：予防接種後副反応報告書集計報告書（平成13年4月1日〜平成14年3月31日）p20-22.

7）Tsai TF, et al：Japanese encephalitis vaccines. in Vaccine 2nd ed.（Ed. by Plotkin SA, et al.）pp.671-714, W. B. Saunders, Philadelphia, 1994.

8）Ohtaki E, et al：Acute disseminated encephalomyelitis after Japanese B encephalitis vaccination. Pediatr Neurol 8：137-139, 1992.

（宮崎千明）

第 2 章

# 予防接種の副反応

## Ⅷ．BCG 接種の副反応と対策

### A．BCG 接種後の通常の経過

経皮接種された BCG（Bacillus Calmette-Guerin, *Mycobacterium bovis* var. BCG）の一部は皮膚局所から所属リンパ節である腋窩リンパ節に運ばれ、ここと局所皮膚内で増殖し、結核症に似た反応を引き起こす。局所と腋窩リンパ節に反応が起きることは、結核菌の吸入感染で肺と肺門リンパ節で反応が起こる（初期変化群）のに対比される。局所皮膚では初接種の場合接種後 1 週間から 10 日くらいのうちに針痕に一致した発赤が 18 個でき（図 21a）、続いて個々の針痕の周囲に腫脹、硬結を生じ、その後中心部が小さな化膿巣となる。この変化は接種後 1 ヵ月頃にもっとも強く（図 21b）、その後徐々に消退、3〜5 ヵ月後には小さな瘢痕あるいは色素脱失を残すのみとなる（図 21c）。再接種では全体の経過は早く（接種後 2、3 日から局所反応がみられ、10 日で最高潮となり、その後消退）、また程度も強い［以前の接種による弱い免疫が残っているために起こる「コッホ現象」（後述）である］。リンパ節の変化も皮膚に並行して起こり、接種後 1 ヵ月でもっとも強いが、再接種ではリンパ節の反応は弱い。

### B．副反応の分類

BCG 接種の副反応の大規模な文献調査を行った Lotte ら[1)]は表 30 のように分類している。区分 1 は A で述べた「初期変化群」が正常範囲から逸脱

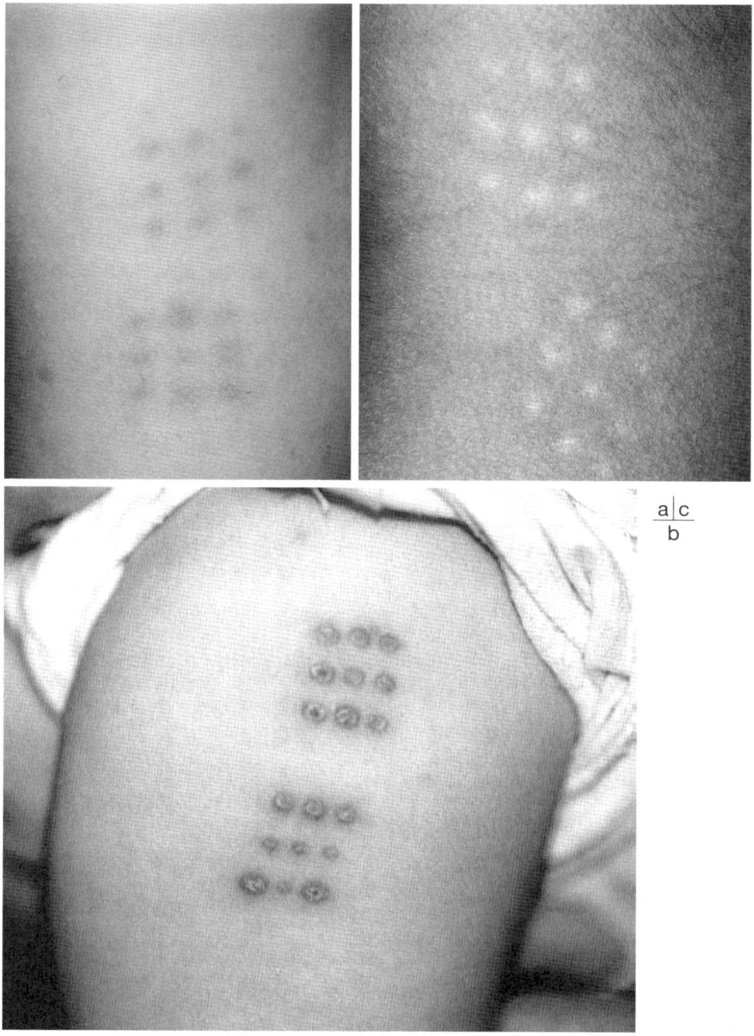

a|c
b

図 21a　BCG 初接種後 10 日頃の局所
21b　同 1 ヵ月頃の局所
21c　同 5 ヵ月後の局所

表 30　BCG 接種の副反応の種類（Lotte らによる）[1)]

| 区分 | 種類 |
|---|---|
| 1．異常な BCG 初期変化群 | 1）潰瘍、膿瘍、コッホ現象 |
| | 2）化膿性所属リンパ節炎 |
| 2．播種性 BCG 炎<br>全身性または限局性で<br>非致命的なもの | 1）中耳炎 |
| | 2）咽後膿瘍 |
| | 3）ループス |
| | 4）その他の皮膚病変 |
| | 5）転移性皮下/筋肉内膿瘍 |
| | 6）骨・関節・滑膜病変 |
| | 7）腎・尿性器病変 |
| | 8）肺・肺門病変 |
| | 9）腸間膜リンパ節 |
| | 10）他臓器リンパ節・肝脾腫・他 |
| 3．播種性病変：全身性・致命的病変 | |
| 4．接種後遺症 | 1）局所慢性皮膚病変（ケロイド、histiocytoma） |
| | 2）急性皮疹（結節性紅斑、発疹） |
| | 3）眼・その他の病変 |
| | 4）他の非致命的変化 |
| | 5）他の致命的変化 |

したものとみる。区分 2 は初感原発巣からみた遠隔臓器の病変で、そのうちとくに重篤なものを区分 3 とする。区分 4 は副次的なものをまとめた。

現行の「予防接種後副反応報告」[2)]（受動的観察）は上記と少し異なる分類を用いているが、これによる報告件数を示したのが表 31 である。この統計は、任意に報告された事例を受け付けたもので、因果関係の疑わしいものも含まれる可能性があり、逆に見落としている可能性もある。表 31 から何らかの副反応の報告は被接種者 1 万あたり 3.3 件であった。リンパ節腫大では 1.8 件であり、これと E で述べる積極的観察での頻度（1 万対 40）に比するとかなりの過小評価である。

Lotte 区分 3 は大半が先天性免疫不全の児に起こり、日本ではこの状態の多くが顕在化する生後 3 ヵ月以降に接種しているので、BCG 接種がその問題

表31　予防接種後副反応報告書集計報告書によるBCG副反応報告の状況[2)]

| | 総　数 | 0歳 | 1歳 | 2歳 | 3歳 | 4歳 | 5～9歳 | 10～15歳 |
|---|---|---|---|---|---|---|---|---|
| 総　数 | 790 | 393 | 169 | 27 | 5 | 2 | 100 | 94 |
| 1　腋窩リンパ節腫脹（1 cm 以上） | 435 | 281 | 125 | 13 | 1 | | 12 | 3 |
| 2　接種局所の膿瘍 | 115 | 41 | 15 | 5 | 1 | | 39 | 14 |
| 3　骨炎、骨髄炎 | 8 | | 5 | 3 | | | | |
| 4　皮膚結核様病変 | 25 | 20 | 2 | 1 | | | 2 | |
| 5　全身性播種性 BCG 感染症 | 3 | 1 | | 1 | | | 1 | |
| 6　その他の異常反応 | 158 | 30 | 19 | 1 | 2 | | 39 | 67 |
| 6A　腋窩以外のリンパ節腫脹 | 39 | 18 | 19 | 1 | 1 | | | |
| 6B　急性の局所反応 | 21 | 5 | | 1 | | | 11 | 5 |
| 6C　その他 | 98 | 7 | | | 1 | | 28 | 62 |
| 7　基準外報告 | 46 | 20 | 3 | 3 | 1 | 2 | 7 | 10 |
| 7A　局所反応（基準以外の反応） | 13 | 1 | | 1 | | 1 | 3 | 7 |
| 7B　全身反応（発熱等） | 28 | 14 | 3 | 2 | 1 | 1 | 4 | 3 |
| 7C　その他 | 5 | 5 | | | | | | |

（平成6年10月1日～平成16年3月31日、この間の通算接種件数は約240万件）

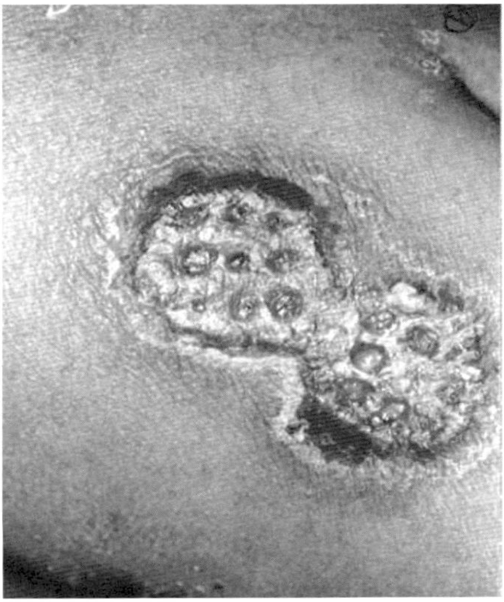

**図 22　遷延する潰瘍**
**（接種後 4 ヵ月）**

の引き金となることはほとんどない。Lotte 区分 2 のなかにある骨炎（骨髄炎、骨膜炎）は最近日本でも何例か報告[3)]がされ、表 31 にも 8 件あるが、欧米に比べてまれであり、予後も比較的良好である。区分 4 の皮膚病変も最近日本で目立つようになったもので表 31 には 25 件ある。

## C．膿瘍・遷延性潰瘍およびコッホ現象

局所の潰瘍、膿瘍は、接種後おおむね 3 ヵ月を越えてもなお炎症反応が消退しない、潰瘍が遷延することがときにある（図 22）。ときとしていったん瘢痕化したものが、風邪や他の予防接種などをきっかけに化膿性の変化を起こすこともある。川崎病に際してこのような現象が起こることはよく知られている。著者の経験では抗生物質の塗布、内服がよく効く。初接種でも、再接種でも発生する。

A で述べたように再接種の場合には局所の変化は早期に起き、程度は強く、しかも治癒過程はすみやかである（コッホ現象）。これと同じことが直接接種

JCLS 88002-481

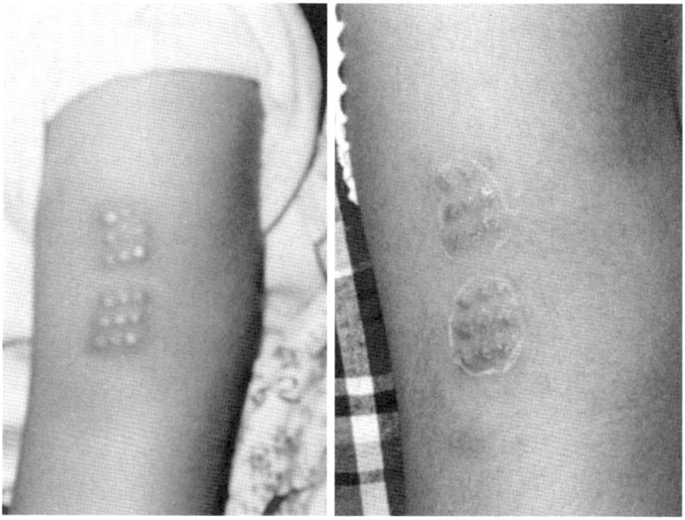
a|b

**図　23a　コッホ現象（接種後3日）**
**23b　同上（接種後2週間）**

（結核予防会福岡県支部是久先生提供）

（ツベルクリン反応検査をせずに行うBCG接種）で、結核感染を受けている者に接種した場合にもみられる。接種後1～2日、遅くとも10日頃に接種部位に発赤や腫脹を生じ、針痕が化膿する（図23a）。しかし治癒も早く2～3週間で治癒する（図23b）[4]。積極的な治療は不要である。ただしこのような反応を呈した子どもは結核既感染（一部に非結核性抗酸菌の感染を受けた者が含まれる）であるので、ただちに結核患者接触歴を確認したり、ツベルクリン反応検査や胸部X線検査を行わなければならない。活動性結核が発見されない場合には化学予防の適用となる。

なお、通常のコッホ現象は副反応ではないが、特に高度の反応（遷延する潰瘍病変などで医療を要する場合）に関しては上記の変化と同様、副反応として対応すべきである。

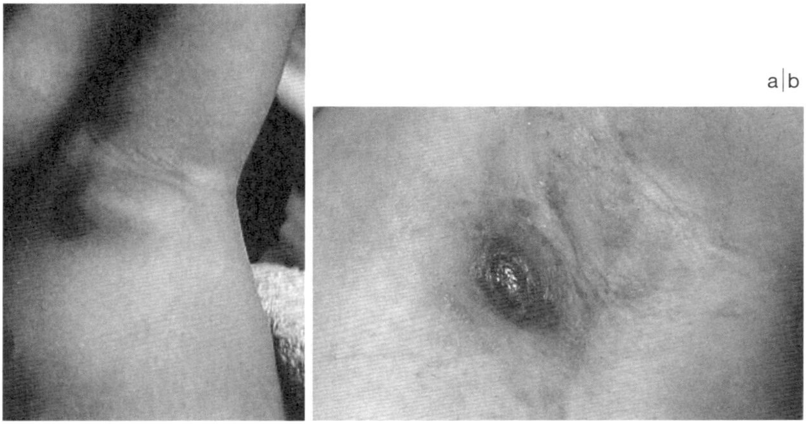
a|b

図 24a　リンパ節腫大
24b　リンパ節腫大（穿孔例）

# D．ケロイド

日本の統計では表 31 の 6C に含まれ、小中学生に発生が集中し、その大半が再接種に合併している。2003 年の小中学校での接種廃止により今後の発生は激減するであろうが、再接種後数年を経てから局所の状態が悪化するなどして気づかれることもあるので、ここしばらくの間は少数の発生が続くであろう。

ケロイドは素因を持った個体で発生する。標準的な技術で接種を行っているある集団の経験では[5)]、小学生、中学生で再接種をした場合、発生頻度はそれぞれ 0.69％、6.90％であった（針痕の瘢痕が皮膚面から隆起しているものをケロイドとして観察）。しかし重要な発生要因は接種部位［結核予防法施行規則第 10 条（予防接種の技術的基準）では BCG 接種は「上腕外側のほぼ中央部」に行うことが規定されている］で、正規よりも高い（肩峰に近い）部位ではケロイドの発生が多くなる。ケロイドの治療は皮膚科専門医に委ねられるが、一般に完治は困難である。

# E．接種後リンパ節腫大

Lotte 区分 1 の初期変化群であることから、表 31 にあるように圧倒的に初接種に多い。筆者らは東京近郊の 4 市で被接種乳幼児総数 3 万 4,516 人（男 1 万 7,661 人、女 1 万 6,855 人）をその後のリンパ節腫大などの発生状況に関して積極的追跡を行った。以下この研究[6)]からやや詳しくその成績を述べる。リンパ節の大きさは、皮膚の厚さが児によって相当な個人差があることから、視診ではなく触診によって皮下の腫瘤の大きさとして定義し、便宜的に 7 mm 未満、7～9 mm、10～19 mm、20 mm＋（図 24a）の 4 段階に分類した。

## 1．発生頻度

全体の発生頻度は小さいものまで含めて 1.06%、7 mm 以上は 0.73%、10 mm 以上に限定すれば 0.40%であった。このような反応の発生はヨーロッパ諸国では 5%程度とされ、ごく普通の反応として、化膿性でないものは Lotte らの分類からは除外されている。これらと比して日本の場合はかなり低頻度である。

## 2．発生関連要因

本研究ではリンパ節腫大は 1 歳児未満では 1 歳児以上よりも有意に高頻度でみられた。3 ヵ月未満と 3 ヵ月以上では前者で多いことも別の研究で確認されている。年少児では免疫応答が弱いので BCG 菌が比較的毒力を発揮しやすいためであろう。それゆえリンパ節腫大は圧倒的に初接種児に限定される。副反応報告では、全 435 例中 5 歳以上（再接種の可能性が大）はわずかに 15 例（3%）に過ぎなかった。われわれの観察では男児は女児よりも有意に高い発生率であり（0.95%対 0.50%）、この性差は研究期間を通して一貫していた。同様の性差は副反応報告でもみられている（男 274 件対女 161 件）。

ワクチンの力価、接種される生菌量も重要な決定要因と考えられる。この点日本で行われている経皮接種法の場合、接種技術が非常に重要な意味がある。われわれの接種技術では、乳幼児で初接種後 6 ヵ月の時点でみたツベルクリン反応平均径は約 17 mm であり、また接種後約 5 年で 12 mm 程度である。また接種後 1 年で観察した針痕（瘢痕）は全 18 個中平均して 15 個以上が残存している。このようにわれわれの対象集団では、おそらくかなり「強い接種」が行われていると思われ、上にみた程度のリンパ節腫大がみられることは、接種がこのような十分な技術で行われたことの証拠であるとみることもできよう。

ワクチンの BCG 菌株の違いも重要で、日本のワクチンに用いる菌株は Tokyo172 と呼ばれ、他の BCG 株よりも「おとなしく」、接種後のツベルクリン・アレルギーがより弱く、またリンパ節腫大の発生もより少ない。

## 3．臨床的経過など

リンパ節腫大症例について、発見時期をみるとその 65%は接種後 4〜6 週間に、10 mm 以上の大きいものでは 72%が 4〜6 週で、それぞれ発見されていた。腫大が発見されるのは接種局所がもっとも強い変化を示している時期の前後に集中しているようであった。少数ながら接種後 6 ヵ月以降に発生するものもあり得る。リンパ節の臨床経過，腫大例の大半（89%）は接種側（左）の腋窩のみに発生し、その他では左右両側腋窩（41%、9%）、左腋窩以外の部位のみ（側頸部、鎖骨窩など、7 例、2%）などであった。左腋窩以外の発生部位をみると、右腋窩 40 例、側頸部 6 例、鎖骨窩 3 例、後頭部 1 例、などである。これらの部位 3 ヵ所に発生した例も数例あった。81%（297 例）において腫大は単個であったが、19%で 2 個以上の腫大が発生していた。リンパ節の腫大が接種側の腋窩以外の部位にも発生することは従来も記載されている。腫大リンパ節の大多数は無痛性であったが、10%（26/253）では発見時腫大部位に疼痛を訴え、これらは腫大が大きい者ほど多く（10 mm 以上では 16%）、この訴えが腫大発見のきっかけとなった例もある。

8 例（被接種全例の 0.02%、95%信頼区間 0.01〜0.05%）ではリンパ節が化膿し皮膚に癒着し、皮膚面が発赤しやがて皮膚面に穿孔して排膿した（図 24b）。

## 4．治療・処置

腫大したリンパ節は偶然他医によって治療を受けた2例（1例は切除、他は抗菌薬治療）を除いてはすべて無治療のまま自然経過を観察した。径10 mm以上の大きい腫大例222例中75%は発見後4週までに、また92%が8週までにいちじるしい縮小ないし消失を示した。このように接種後のリンパ節腫大には外科的な治療はもとより抗結核薬による化学療法もふくめて積極的な治療が不要である。化膿性の変化をきたし、波動を触れる場合には穿刺排膿を勧める人もある。穿孔例の開放創には5%リファンピシン軟膏の局所塗布を勧めることもあるが、おそらく局所の清潔のみで十分である。

このような症例中に免疫障害の者がいる頻度は健常児よりも高いであろうが、絶対的頻度からみて、これらの全例に免疫学的な精査を行う必要はない。

穿刺液や膿、組織からBCGが分離されることもあるが、得られないことも多い。

# F．皮膚結核様病変

皮膚病変のうちLotte区分2、4のあるものは、ときに「皮膚結核様病変」と一括されることがある。2–3)、2–4)、2–5）は菌が血行性に、まれに直接皮膚・粘膜に接触・侵入して起こる病変である。皮膚結核に対応する診断名でいえば、ループス（狼瘡)、皮膚疣状結核、皮膚腺病などが含まれる。これに対して4–2）は結核における「結核疹」に対応するもので、何らかの抗原に対するアレルギー反応に結核（BCG）が介在すると考えられる病変である。腺病性苔癬、結節性紅斑、をはじめとして、臨床像はきわめて多彩で、滲出性多型性紅斑、斑状水疱性・紫斑・紅斑上皮性・紅斑水疱性などと形容されるものがある。壊疽性膿皮症も免疫不全をもとにBCG接種が誘因の1つとなって起こる異常とされる。壊疽性膿皮症を除いてこの副反応の予後は良好で、抗結核化学療法（多剤併用）は2–3）～5）では必要であるが4–2）では不要とされることが多い。

## G．骨炎（骨髄炎、骨膜炎）

下肢の長骨に単発性にでることが多いが、短骨、肋骨や頭蓋骨などに、まれに多発性にでることもある。時期は接種後 1 年以内が 35%、2 年以上経ってから発見されることもあるという。局所の疼痛や腫脹、運動制限や跛行さらには病的骨折などで気づかれる。化学療法ときに整形外科的治療が必要である。さまざまな免疫不全が関わっていることがある。患部（膿）から BCG が得られることが多い。

## H．全身性 BCG 炎

BCG が粟粒結核における結核菌のように全身に散布される状態で、通常先天性の免疫障害を持った者に起こるが、基礎疾患の明らかでないこともある。B にも述べたが日本ではごくまれであったが、小児科学会[7]では、「世界的に乳児の BCG 接種による致死性副反応は 100 万人に 1〜1.56 例程度で、その場合多くが免疫不全者に対する接種であること、細胞性免疫不全症候群 34 例の感染起始月例をみると、74%が 3 ヵ月以前であったこと、重症複合免疫不全症の発症月齢は 3 ヵ月以内が 45.8%、慢性肉芽腫症でも発症月齢は 3 ヵ月以内が 37.8%あったこと」などから、原則生後 3 ヵ月からの接種の妥当性を主張している。

## I．安全・適正接種への課題

本来の副反応ではないが、BCG 接種に関わる医療上の問題として、適正な接種の必要性について述べる。近年問題になったものとして以下のようなものがあった。① 接種における管針の押圧を 1 回しかしなかった。② 接種部位の問題（上腕の上方、肩峰、肩、臀部、足裏など）、③ ツベルクリン液のかわりに BCG ワクチンを皮内注射した[8]、④ 同一管針を複数の人に用いた、等々。いずれも基本的な知識と手順の遵守で回避される問題であるが、従来よりもBCG接種やツベルクリン反応検査の機会が減り、また個別接種が増えている現在、このような誤りが起こりやすくなっている。医師個人はもとより、医師会・市町村・保健所等の連携でこのような事故や過誤の予防と質の高い接種が行われるよう望む。

## 文献


1）Lotte A, Wasz-Hoeckert W, Poisson N et al：Second IUATLD study on complications induced by intradermal BCG-vaccination. Bull International Union against Tuberc & Lung Disease 63：47-59, 1988.

2）予防接種後副反応・健康状況調査検討会：予防接種後副反応報告書．集計報告書 No. 10（平成15年4月1日～平成16年3月31日）．厚生労働省健康局結核感染症課．

3）小沼正栄，大竹正俊，黒沢寛史，他：若年性関節リウマチとして治療されてきたBCG骨炎の疑われる1例．仙台市立病院医学雑誌 21（1）：49-53, 2001.

4）青木正和：コッホ現象・多剤耐性結核症．結核予防会．2004.

5）増山英則：BCG再接種の今後のあり方に関する検討．厚生科学研究費補助金（新興・再興感染症研究事業）再興感染症としての結核対策のあり方に関する総合的研究（主任研究者　森　亨）平成10年度報告書．1999.

6）Mori T, Yamauchi Y, Shiozawa K：Lymph node swelling due to Calmette-Guerin vaccination with multipuncture method. Tubercle Lung Dis 77：269-273, 1996.

7）日本小児科学会：結核予防法の改正等に係る対応（BCG直接接種導入）についての見解．平成16年11月21日．

8）山家宏宣・野田英作・桧皮谷朋子ほか：BCG皮内誤接種の1例．小児感染免疫（0917-4931）16巻1号 PP120（2004.04）．


（森　亨）

# 3章

# 基礎疾患をもつ者への
# 予防接種

# 第 3 章
# 基礎疾患をもつ者への予防接種

## I．アレルギー疾患児への予防接種

2003 年末に改定された予防接種ガイドラインには、アレルギー児への予防接種に際して日本小児アレルギー学会の見解が以下のように掲載されている[1)]。「気管支喘息、アトピー性皮膚炎などといわれているだけでは、接種不適当者にはならない。ワクチン成分に対してアレルギーを有すると考えられる者が接種要注意者となる。ワクチン成分でアレルギーと関連した報告があるのは、卵関連成分、ゼラチン、チメロサール、および抗生物質である」。

本稿では、ワクチン添加物とこれまでの取り組み、アレルギー児への予防接種の現状およびおもなワクチン接種時の注意事項を概説する。

### A．ワクチン添加物とアレルギー

1994 年それまでほとんど報告されていなかったワクチン接種後のアナフィラキシーなど、即時型副反応が多く報告された。頻度は麻しんワクチンで 100 万接種あたり約 18 と推定された。その要因がワクチンに添加されていたゼラチンの増量と解明され、ポリオワクチン以外のワクチンからゼラチンが除かれた（表 32）。2002 年の頻度は 100 万接種あたり 0.8 と著明に減少した（図 25）。

接種液成分でアレルギーと関連した報告があるのは、ゼラチンのほかに防腐剤のチメロサール、および培養成分としての卵成分、抗生物質である。同じワクチンでもメーカーにより成分が異なるため、必ずワクチン添付文書でその内容を確認する。不活化ワクチン中のチメロサールも除去・減量、あるいは代替品となっている。インフルエンザワクチン中の卵白アルブミンは、

**表 32　生ワクチン（麻疹・風疹・ムンプス・水痘）接種後の即時型副反応**

| | アナフィラキシー#1 | | 蕁麻疹 | 計 |
|---|---|---|---|---|
| | 重症 | 中等症 | | |
| 1994 年 | 6（6） | 7（6） | 9（7） | 22（19） |
| 1995 年 | 18（17） | 21（20） | 33（31） | 72（68） |
| 1996 年 | 20（18） | 36（36） | 58（43） | 114（97） |
| 計 | 44（41）<br>93% | 64（62）<br>97% | 100（81）<br>81% | 208（184）<br>88.4% |

#1　アナフィラキシー
　重症：蕁麻疹＋気道閉塞症状（喉頭浮腫または喘鳴)＋ショック（低血圧と血管虚脱）
　中等症：蕁麻疹＋気道症状（喉頭浮腫または喘鳴）
#2　（　）；ゼラチン IgE 抗体陽性
　陽性率：アナフィラキシー（95%）　蕁麻疹（81%）
#3　1993 年以前　生ワクチン接種後アナフィラキシーの報告なし
（1996 年度予防接種研究班報告書）

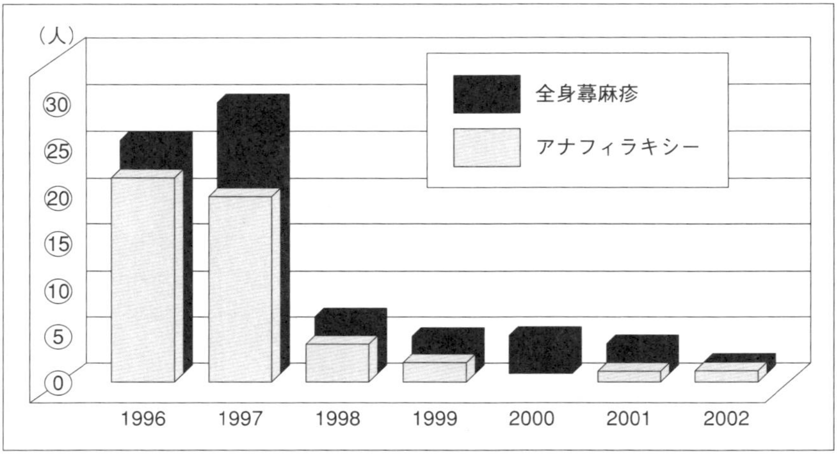
（人）
30
25
20
15
10
5
0
全身蕁麻疹
アナフィラキシー
1996
1997
1998
1999
2000
2001
2002

**図 25　麻しんワクチン接種後 24 時間以内に起こった全身反応**
1996（H8）～2002（H14）年度
予防接種後副反応集計報告書

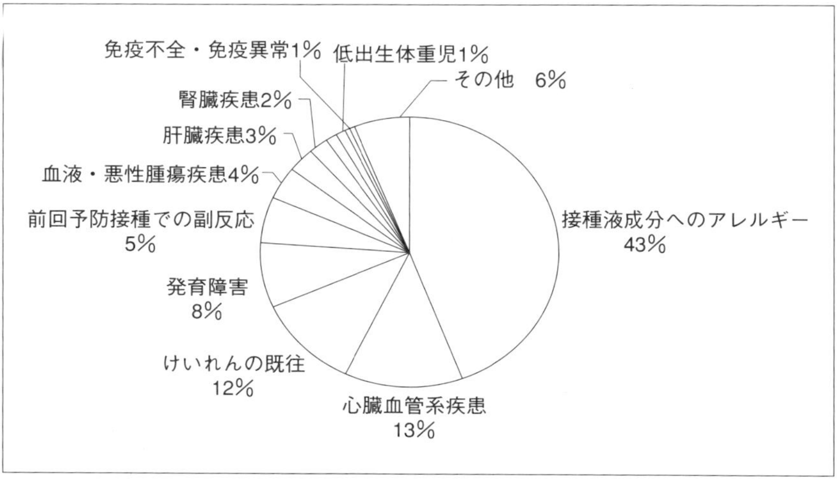
免疫不全・免疫異常1%
低出生体重児1%
その他　6%
腎臓疾患2%
肝臓疾患3%
血液・悪性腫瘍疾患4%
前回予防接種での副反応
5%
接種液成分へのアレルギー
43%
発育障害
8%
けいれんの既往
12%
心臓血管系疾患
13%

**図26　福岡県予防接種センターへの受診理由（N＝756）**
福岡県予防接種センター 2003年6月1日〜2004年3月31日

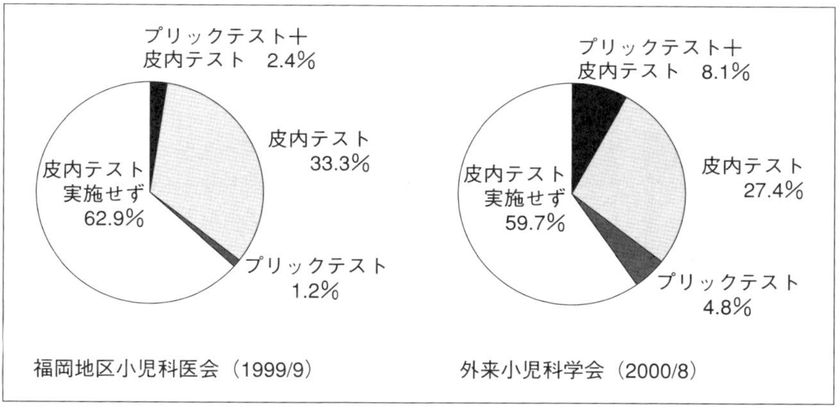
プリックテスト＋
皮内テスト　2.4%
皮内テスト
33.3%
皮内テスト
実施せず
62.9%
プリックテスト
1.2%
福岡地区小児科医会（1999/9）
プリックテスト＋
皮内テスト　8.1%
皮内テスト
27.4%
皮内テスト
実施せず
59.7%
プリックテスト
4.8%
外来小児科学会（2000/8）

**図27　アレルギー疾患（気管支喘息、アトピー性皮膚炎、食物アレルギー、薬物アレルギー、卵アレルギー、ゼラチンアレルギーなど）をもつ児・者へのワクチン接種の際、皮内テストを行っていますか**

理論的にはアレルギーは惹起しないと考えられている数 ng/m*l* となっている。

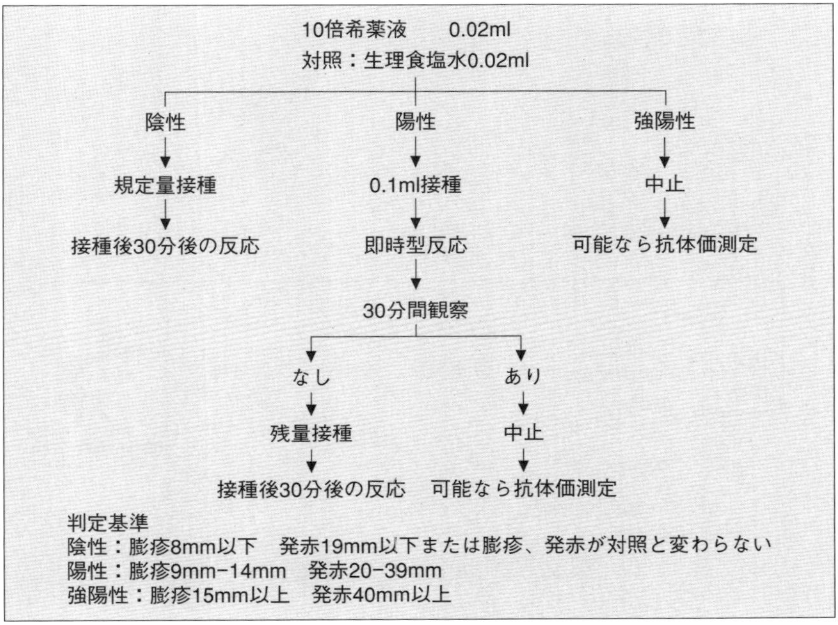
10倍希薬液　0.02ml
対照：生理食塩水0.02ml
陰性
規定量接種
接種後30分後の反応
陽性
0.1ml接種
即時型反応
30分間観察
なし
残量接種
接種後30分後の反応
あり
中止
可能なら抗体価測定
強陽性
中止
可能なら抗体価測定
判定基準
陰性：膨疹8mm以下　発赤19mm以下または膨疹、発赤が対照と変わらない
陽性：膨疹9mm-14mm　発赤20-39mm
強陽性：膨疹15mm以上　発赤40mm以上

**図 28　ワクチン液による皮内反応を行う場合**
（BCG ワクチンには適用しない）
厚生労働省予防接種研究会（ハイリスク児）日本小児アレルギー学会誌 17：103-114，2003

# B．アレルギー児への予防接種の現状

福岡県では、県内 6 病院に予防接種センター機能を委託している。おもな目的は、接種要注意者への対応である。接種医が予防接種センターを紹介している理由でもっとも多かったのが、接種液へのアレルギーであった（図 26）。一方、福岡市近郊では開業小児科医の 34％、勤務小児科医の 46％がアレルギー児への予防接種に際して皮膚テストを実施していた（図 27）。明らかな食物アレルギー児やアトピー性皮膚炎、気管支喘息が中等症以上の児および過去のワクチン接種で異常があった児などへ皮膚テストを行っていた。日本外来小児科学会の調査でも、同じ傾向であった（図 27）。多くは麻しんワクチン接種時に皮膚テストが実施されていた。

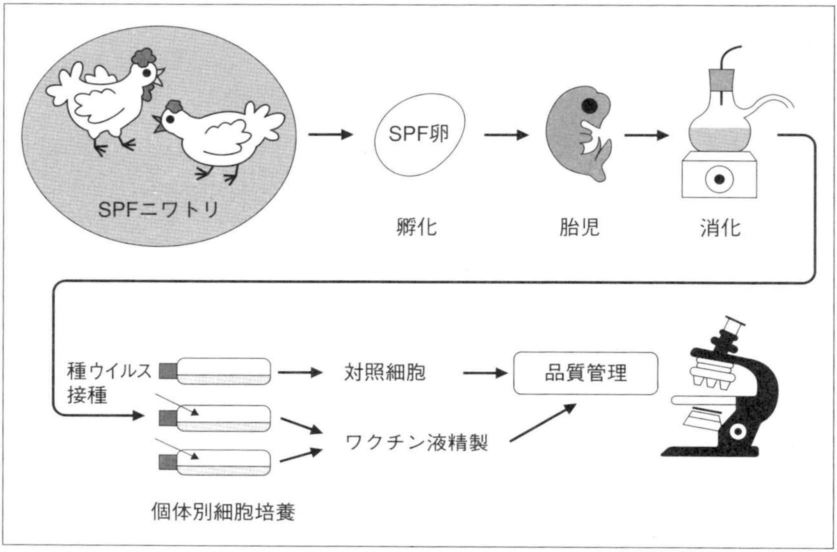
SPFニワトリ
SPF卵
孵化
胎児
消化
種ウイルス接種
対照細胞
品質管理
ワクチン液精製
個体別細胞培養

**図 29 麻しんワクチンの製造工程**

皮内反応を行う場合の接種液の希釈倍数、接種量、陽性基準や陽性の時の対応などはさまざまであった。このため、皮内反応のプロトコールが検討された（菅井和子、他：日本小児アレルギー学会誌 17：1 103-114、2003)。10倍希釈液 0.02 m*l* による皮内反応が予防接種ガイドラインに掲載されている（図 28)。

# C．おもなワクチン接種時の対応

## 1．麻しんワクチン

現行の麻しんおよびおたふくかぜワクチンは、ニワトリ胎児線維芽細胞を用いた組織培養由来で、卵白と交差反応を示す蛋白（卵白アルブミンなど）は、ほとんど含まれていない（図 29)。米国では、重度の卵アレルギーを有する小児でも、麻しんワクチン（MMR ワクチンも含む）接種児にアナフィラキシー反応を起こすリスクは低いため、事前の皮膚テストなしに接種可能としている[2)]。英国でも、接種ワクチンによる減感作は科学的根拠に乏しく、

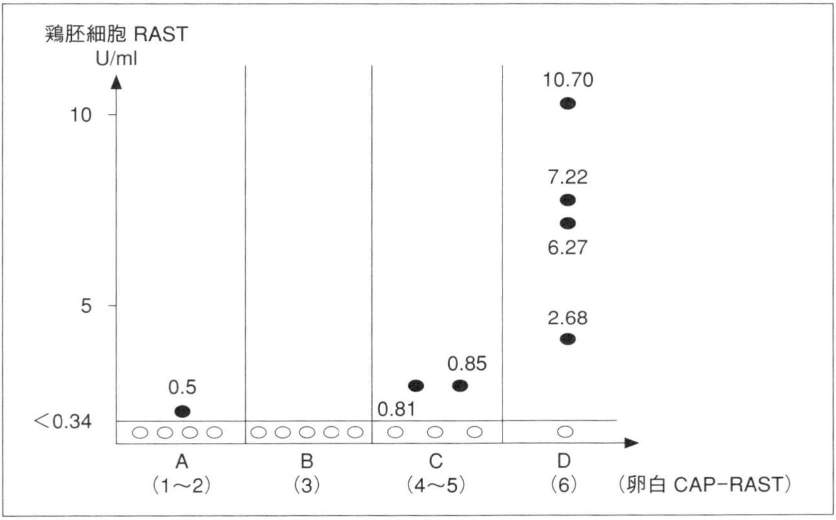
鶏胚細胞 RAST
U/ml
10
5
＜0.34
10.70
7.22
6.27
2.68
0.85
0.81
0.5
A
(1〜2)
B
(3)
C
(4〜5)
D
(6)
(卵白 CAP-RAST)

**図 30　卵アレルギー児における鶏胚細胞成分に対する特異 IgE 抗体価**

（三宅健：小児科臨床 VOL 54 NO 9. 2001）

**表 33　乳幼児に対するインフルエンザワクチンの効果**

| 年齢 | | 総数 | ＜38℃ | 38-39℃ | ＞39℃ | OR（95%CI） |
|---|---|---|---|---|---|---|
| 1-5 | 非接種 | 1228 | 627（51） | 241（20） | 360（29） | 1 |
| | 接種 | 1487 | 880（59） | 272（18） | 335（23） | 0.74（0.63-0.86） |
| ＜1 | 非接種 | 173 | 93（54） | 34（20） | 46（27） | 1 |
| | 接種 | 24 | 8（33） | 8（33） | 8（33） | 1.84（0.81-4.19） |

結果指標は最流行期の最高体温
＊多変量解析―説明変数
1-5 歳：接種、年齢、同胞数、過去 6 か月以内の感冒症状、
　　　前シーズンのインフルエンザ様疾患罹患、通園
1 歳未満：接種、同胞数、通園

平成 14 年度厚生科学研究費補助金（新興・再興感染症研究事業）研究報告書
（主任研究者：神谷　齋・加地正郎）

卵摂取によるアナフィラキシー反応を起こした児以外の皮膚テストは不要としている[3)]。

わが国では、ゼラチンが除去されて以降、卵アレルギー児でも安全に接種できている。ただ、卵白 RAST スコア 6 の児では、培養に使用されているニワトリ胎児線維芽細胞に反応する可能性がある（図 30）。さらに、卵摂取後のアナフィラキシーの既往のある児で、接種医や保護者が接種後のアナフィラキシー反応を懸念している場合も卵白 RAST スコア 6 の場合と同様、事前に接種ワクチンによる皮内反応を行う方法以外に、現状では即時型副反応を予測できる有用な方法は見当たらない。

## 2．インフルエンザワクチン

### ① インフルエンザワクチンの効果と適応

わが国の乳幼児へのインフルエンザワクチンの効果を表 33 に示す。流行期の発熱を指標にした 3 年間の班研究の報告では幼児への発症抑制率は 24〜28％であった（乳児は症例数が少なく有効性は見出せなかった）[4]。喘息児などハイリスク群に対する効果では、米国での 1993 年から 3 シーズンにわたる報告がある[5]。ワクチン接種群は未接種群に比較し、インフルエンザ罹患後の喘息発作による救急外来受診や入院のリスクを 59〜78％下げる結果であった。一方、1999 年からの 2 シーズンでの報告では、ワクチン接種群とプラセボ群でインフルエンザ感染時の症状に差がなかったとする報告もある[6]。臨床的な有効性の差は、研究年によるインフルエンザ流行規模の差、ワクチン株と流行株とのズレ、接種年齢の差によるワクチンの有効性の差異など多くの違いがあり、一概に比較できない。

インフルエンザの罹患率、ワクチンの有効率、喘息の重症度、保育園・幼稚園など集団生活への参加の有無、同胞数など多くの要因を考慮して接種の可否を判断する必要がある。

### ② 副反応

現行の不活化インフルエンザワクチンは有精卵から作られ、卵白アルブミンの混入が懸念されている。米国では、卵摂取後に重篤なアナフィラキシーを起こした児は、ワクチン接種後に同様な反応を起こすリスクはあるが、その頻度はきわめて低く、皮膚テストを行えば安全に接種できる。しかし、抗インフルエンザ薬による予防/治療があるため、このような児には接種を控えると勧告している[2]。

James らは、卵摂食後アナフィラキシー既往児などを対象とした報告で、卵白アルブミンが 1,200 ng/ml 以下のワクチンなら重篤な卵アレルギー児で

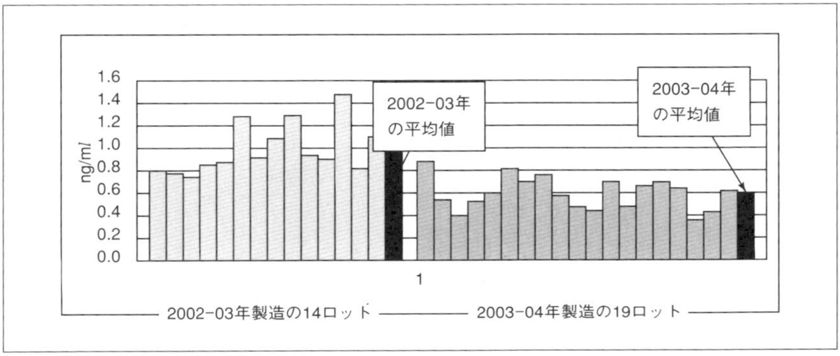
1.6
1.4
1.2
1.0
0.8
0.6
0.4
0.2
0.0
ng/ml
2002-03年
の平均値
2003-04年
の平均値
1
2002-03年製造の14ロット
2003-04年製造の19ロット

**図 31　インフルエンザワクチン中の卵白アルブミン含量**

（化血研）

後藤修郎，宇野信吾：「食物アレルギーの治療と管理」診断と治療社 PP 243–246, 2004

も接種可能としている[7]。WHO の基準ではインフルエンザワクチン中の卵白アルブミン量は 5,000 ng/dose（＝0.5 ml）以下となっている。国内のインフルエンザワクチン中の卵白アルブミン含有量は、厳しい卵の品質管理や精製技術の向上によりきわめて少ない量（＜1〜10 ng/0.5 ml）にコントロールされている（図 31）。ロット間でのバラツキもほとんどないようである。

最近、インフルエンザ脳症など合併症の不安から乳幼児への接種希望が増加している。卵白 RAST 3 以上でも、卵加工品などを食べている児では安全に接種できている。卵完全除去療法中や卵摂取後に重篤なアナフィラキシーを起こした児で接種医や保護者が接種を希望する場合、インフルエンザ罹患率や入院率、ワクチンの有効率、喘息の重症度、集団生活への参加の有無、家族数など多くの要因を考慮して接種の可否を判断する必要がある。接種する場合、麻しんワクチン同様、事前に接種ワクチンによる皮内テストを行う（図 28 で乳児の場合、皮内反応陽性のときは 0.05 ml 接種する）。

**③ DTP 3 種混合ワクチン**

百日咳感染や全菌体百日咳ワクチン（DTwP：w；whole cell の意）が、ヒトやマウスで気道過敏性や IgE 抗体産生を亢進させるとの報告[8]があったが、近年関連がないとの報告が多い。

百日咳ワクチン接種とアレルギー疾患発症との関連の報告を紹介する[9]。

DTwP 接種群、無細胞百日咳ワクチン（DTaP：a；acellular の意）接種群、百日咳ワクチンを含まない DT 接種群の各群を 7 年間フォローした結果では、気管支喘息、アトピー性皮膚炎、アレルギー性鼻炎などのアレルギー疾患の発症頻度に有意差は認められていない。さらに Birth cohort 研究でも 7 歳半時点で百日咳ワクチンは喘息などアレルギー疾患を増加させる要因ではなかった[10)]。わが国では世界に先駆け、感染防御抗原のみを精製した無細胞百日咳ワクチンが開発され、1981 年から DTaP ワクチンとして接種されている。安全性と有効性が世界的にも認められ、欧米でも使用されている。DTaP ワクチンが乳幼児の喘息発症や誘発などと関連しているとの報告はない。

**④ BCG**

2005 年 4 月から原則 6 ヵ月までにツベルクリン反応なしの直接接種が行われる。接種率の低下と新生児接種への懸念がある。アトピー性皮膚炎をもつ乳児では接種局所が良い状態の時に接種をするように努める。

**⑤ ポリオワクチン**

きわめて微量（0.00375 mg/0.05 ml）のブタ骨髄由来のゼラチンが含まれているが、量的に少なくアナフィラキシーなど重篤な副反応報告はない。早急な不活化ポリオワクチンの導入が期待されている。

**⑥ おたふくかぜワクチン**

製造法は、麻しんワクチンと同様である。麻しんワクチンの項（p. 11）を参照。

**⑦ 風しんワクチン**

副反応の少ないワクチンの 1 つで、アレルギー児に特別な注意事項は見当たらない。

## 文献


1）予防接種ガイドライン等検討委員会：接種不適当者及び接種要注意者．予防接種ガイドライン（厚生労働省健康局結核感染症課監修）29-43，2003.

2）American Academy of Pediatrics：Report of the Committee on Infectious Disease, 26th ed, 382-390, 2003.

3）Khakoo GA, Lack G：Recommendations for using MMR vaccine in children allergic to eggs. BMJ 320；929, 2000.

4）加地正郎：乳幼児に対するインフルエンザワクチンの効果に関する研究

（本報告）平成 14 年度厚生科学研究費補助金（新興・再興感染症研究事業）研究報告書．1-54，2004．

5）Kramarz P, DeStefano F, Gargiullo PM, et al：Does influenza vaccination prevent asthma exacerbrations in children？J. Pediatr 138；306, 2001.

6）Bueving HJ, Bersen RM, de Jongste JC et al：Influenza vaccination in children with asthma：randomized double-blind placebo-controlled trial. Am J Respir Crit Care Med 169；488-493, 2004.

7）James JM, Zeiger RS, Lester MR, et al：Safe administration of influenza vaccine to patients with egg allergy. J Pediatr 133；624, 1998.

8）Nilsson L, Kjellman NIM, Bjorksten B：A randomized controlled trial of the effect of pertussis vaccines on atopic disease. Arch Pediatr Adolesc Med 152；734, 1998.

9）Nilsson L, Kjellman NIM, Bjorksten B：Allergic diseases at the age of 7 years after pertussis vaccination in infancy. Arch. Pediatr Adolesc Med. 157：1184-1189, 2003.

10）Maitra A, Sherriff A, Griffiths M, et al：Pertussis vaccination in infancy and asthma or allergy in later childhood：birth cohort study. BMJ 328：925-6, 2004.

（岡田賢司）

第 3 章

# 基礎疾患をもつ者への予防接種

## Ⅱ．けいれんと予防接種

予防接種法の改正（平成6年7月）により、今まで禁忌であったけいれん既往児・者は接種要注意者となった。このことはけいれん既往がある児は注意すれば接種してもよいと解釈されるが、明確な接種基準は示されていなかった。そこで厚生科学研究予防接種研究班の研究の一部としてわれわれは平成7年度から熱性けいれん、てんかん、重症心身障害児、アレルギー性疾患児に対する予防接種基準案の作成を行ってきた。そしてこれらの疾患に対する接種基準案がほぼ完成し、今回の予防接種ガイドライン[3)]の改正に掲載されたので、けいれん性疾患について基準案の大要を記載する。

### A．熱性けいれん FC

われわれが作成した接種案（平成15年3月）に日本小児神経学会[1,2)]の見解を加えて、学会からも承認された基準案を記載する。FC はポピュラーな疾患であるので一般実地医家が接種可能な基準案を作成した。基本的には現行のすべての予防接種は接種して差し支えない。ただし次のことを行う必要がある。

保護者に対し個々の予防接種の有用性・副反応などについての十分な説明と同意に加え、具体的な発熱時の対策や万一けいれんが出現した時の対策を指導する。BCG、ポリオ以外は原則として個別接種が望ましいが、主治医より発熱時のけいれんの予防策などを指導されたものは集団接種でも差し支えない。

## 1．接種基準

**① 熱性けいれんと診断された場合は、最終発作から 2〜3 ヵ月の観察期間をおき発熱時のけいれんの予防策などを説明し同意を得れば接種可能である。**

**② ただし接種を受ける小児の状況とワクチンの種別により、主治医の判断でその期間を短縮することはできる。**

**③ 15 分以上発作が持続した長時間けいれんの既往症例は、小児科医または小児神経専門医に相談し医師の指示のもとで施行する。**

## 2．けいれん予防策

発熱が予測される予防接種では、発熱を認めたらジアゼパム座薬を予防投与する。発熱率が比較的高いのは麻しんで接種後 7〜10 日、DPT で接種後 1〜2 日であるが、それ以外でも発熱（37.5 ℃以上）を認めたら投与して差し支えない。

薬剤：ジアゼパム座薬（製品：ダイアップ座薬　4 mg、6 mg、10 mg）

用量：0.4〜0.6 mg/kg/回（最大　10 mg/回）

用法：37.5 ℃の発熱を目安に、すみやかに直腸内に挿入する。初回投与 8 時間経過後も発熱が持続するときは、同量を追加投与してもよい。通常、2 回以内の投与で終了とする。状況判断で 3 回目投与を行ってもよいが、初回投与から 24 時間経過後とする。

注）1．座薬がない場合はジアゼパム経口薬（製品：セルシン、ホリゾン：散、錠、シロップ）でもよい。投与量は同量で、薬物動態は座薬とほぼ同じである。

2．解熱薬の併用：ジアゼパム座薬と解熱薬座薬を併用する場合は、ジアゼパム座薬投与後、少なくとも 30 分以上間隔をあけてから使用する。同時に使用するとジアゼパムの吸収を阻害する恐れがある。経口解熱薬は同時に併用してもよい。

## B．てんかん

われわれが作成し、ガイドラインに掲載された基準案を記載する。てんかんをもつ小児はさまざまな伝染性疾患に自然罹患することにより、発熱などによるけいれん発作再燃や発作重積症などのリスクをもっている場合が多い。またけいれん発作などがあるために予防接種の機会を逸することが多く、児が集団生活を行う上で支障をきたすことがある。この基準案はてんかんをもつ小児を伝染性疾患から防御して、良好な日常生活を送るために、安全に予防接種が受けられることを配慮したマニュアルである。

**①コントロールが良好なてんかんをもつ小児では最終発作から2〜3ヵ月経過し、体調が安定していれば現行のすべてのワクチンは接種して差し支えない。**

**②①以外のてんかんを持つ小児においてもその発作状況がよく確認されており、病状と、体調が安定していれば主治医（接種医）が適切と判断した時期にすべての予防接種をして差し支えない。**

**③発熱によってけいれん発作が誘発されやすいてんかん児（重症ミオクロニーてんかんなど）では、副反応による発熱が生じた場合の発作予防策（ジアゼパム座薬、経口薬など）と万一の発作時の対策を指導しておく。**

**④ACTH療法後の予防接種は6ヵ月以上あけて接種する。下記注を参照。**

**⑤免疫グロブリン大量療法後（総投与量が約1〜2 g/kg）の生ワクチン（風しん、麻しん、水痘、おたふく）などは6ヵ月以上あけて接種する。**

**ただし、接種効果に影響がないその他のワクチン（ポリオ、BCG、DPT、インフルエンザなど）はその限りではない。**

**⑥いずれの場合も事前に保護者への十分な説明と同意が必要である。**

## C．重症心身障害児（者）（平成14年度案）

主治医は保護者に対し、個々の予防接種の必要性、副反応、有用性について十分な説明を行い、同意を得ることが必要である。さらに発熱やけいれん、状態の変化等が起きた場合の十分な指導をしておく。原則として主治医または予防接種担当医が個別に接種する。

**① 現行の予防接種はすべて行って差し支えない。ただし、基礎疾患に十分留意する。**

**② 接種対象年齢を過ぎても、接種の有用性が大であれば、年齢はとくに制限しない。**

**③ 平熱で、急性疾患にかかっていなければ接種してよい。**

**④ けいれんが認められても、平常と同様のけいれんで、けいれん後も日常の状態に容易に回復する場合は接種してよい。**

**⑤ 接種後、平常と異なる症状（表情、姿勢、動き、行動など）を認めた場合は、できるだけすみやかに主治医と連絡をとる。**

**文　献**

1）前川喜平：熱性けいれんをもつ児への予防接種基準案．日本医事新報 4088 号：23-26，2002．

2）粟屋　豊，三牧考至：熱性けいれんをもつ小児への予防接種基準．脳と発達 34（2）：162-169，2002．

3）予防接種ガイドライン等検討委員会，監修：厚生労働省健康局結核感染課 予防接種ガイドライン（2003 年 11 月改訂）．予防接種リサーチセンター，2003 年 11 月．

（前川喜平）

 JCLS 88002-481

第 3 章

# 基礎疾患をもつ者への予防接種

## Ⅲ．心臓血管系疾患児への予防接種

予防接種の目的は、小児を種々の感染から予防することである。個人防御でもあるが集団防衛としての意義もある。つまり集団内での抗体保有率を一定以上のレベルまで上昇させ、維持していなければ集団防衛が効果的には行えないという点である。予防接種のために使用されるワクチンには、進歩がみられ副反応への注意は重要ではあるが、接種による利点をよく理解し、最大限に活かしていくべきである。もちろん予防接種の実施にあたっては、慎重な適用が要求される。心臓血管系疾患児（以下心疾患児）、とくに重症な乳幼児では感染に対する防衛が考慮されるべきであるが、心疾患児であることを恐れ、副反応を心配して実施をためらう場面も少なくない。ここでは、心疾患児に対する予防接種についての注意点をまとめてみる。

### A．心疾患児への予防接種

慢性疾患をもつ小児にとって予防接種が必要である点は健康児以上といえる。つまり患児が、感染によって感染そのものの重症化とともに原疾患が悪化、重症化する場合が少なくない。これは心臓血管系疾患のなかで、ある程度以上に重症な例では重要な点である。そこで心臓疾患児では、予防接種はまず個人防衛の立場から、とくに考慮されなければならない。

従来、先天性心疾患、とくに重症で手術治療を待機している乳幼児期では、気道感染をはじめとする感染症が重症化しやすく、不幸な転帰をとることもあり得た。近年の小児循環器医療の進歩により新生児・乳児期の外科的治療が的確に施行されるようになり、治療成績は向上した。したがって重症心疾患児、とくに乳児の感染症（予防接種関連感染症）による危機状態は比較的まれとなっている。そこで予防接種に関し、専門医・一般小児科医にとって心疾患児でのポイントは、いかに健常児に近い適切な接種を施行できるかにあると考えられる。

1994 年の予防接種法改正までは、心臓疾患児、とくに重症児・心不全児に対しては、予防接種は禁忌とされていた。そこで重症度の評価が的確でない場合には、軽症児であっても予防接種にあたって専門医の診断書が要求されることもあった。

改正により、禁忌という分類はなくなり、接種不適当者と要注意者に分類され、全体として、慢性疾患にたいしても前向きの姿勢がみられる傾向となった。とはいえ、重症心臓疾患、心不全、および重症チアノーゼなどの症例では、接種を施行すべきか延期すべきか、接種量の減量などの変法とすべきかなど、慎重な配慮が要求される。接種担当医、一般小児科医、主治医の循環器専門医などの意見が総合的に活かされるべきであろう。

接種に関する条件としては、一般によくみられる問題点として

**① 心疾患の重症度・治療の内容と予定・予後、現在の状態**
**② 予防接種の種類、必要性（延期の可能性）、周辺での流行**
**③ 入院や手術による血液製剤の使用・接種計画の調整**
**④ 年齢、保護者の希望、海外旅行・移住の予定**
**⑤ アレルギー体質、予防接種での副反応、けいれんの既往**

などが考慮されるべきであろう。

# B．心疾患児に求められる予防接種

予防接種により全身に対する負担の大きい重症気道感染を未然に防げれば、感染症による心疾患の重症化も阻止できる。このような疾患には以下のような種類がある。

## 1．麻しん、百日咳、インフルエンザ

勧奨接種のうち、麻しんおよび百日咳では、重篤度・発熱だけでなく、肺炎・気管支炎などの合併症状による合併症状による苦痛を未然に防止できる

JCLS 88002-481

ことが大きな効果として期待される。また、麻しんでは1歳以前でも流行や希望があれば施行できる点を主治医の判断で活かすべきであり、心臓疾患管理のためにも、勧奨接種のなかで、もっとも優先される。

次に、任意接種のインフルエンザは、児童・生徒の年齢では欠席などで問題となるが、重篤例や脳症の合併などは乳幼児であるため、心疾患児ではとくに接種が勧められる。インフルエンザは予防接種により予防することが理想ではあるが、感染後の心疾患重症例では、肺炎や心筋・心膜炎の合併も問題となるため、とくに発症後早期の適切な治療が要求される。

## 2．その他のワクチン

乳幼児期の急性肺炎では RS ウイルスによるもの、細菌性肺炎で、肺炎球菌によるものが多く、重症化しやすい。心疾患児では、呼吸障害と脱水などから、とくに心不全管理中の症例で問題が大きい。うっ血性心不全（十分に管理されている症例を含め）のある症例では、感染予防のためにワクチンが理想的である。なお、複雑心奇形、とくに心房臓器錯位症候群の症例では肺炎球菌ワクチン接種前後の抗体価が、対照群に比べ上昇がみられなかった報告があり（清水ら）、さらに無脾例でも、抗体産生能がほぼ正常の例がみられるという。そこで、この症候群全体を、摘脾例と同じく脾機能不全症として扱う必要はないとしている。以上より、心房臓器錯位症候群を含む複雑心奇形・ダウン症などでの接種に関しては、副反応とともに抗体産生能にも注意し、要すれば接種後に抗体価の測定など細やかな管理を考慮すべきであろう。

上に述べたワクチン以外のもので、勧奨接種のポリオ、BCG、日本脳炎、風しん、任意接種の水痘、ムンプスなどがあるが、感染症の頻度・重症度・発生分布などを考慮すると、重症心疾患児以外ではとくに制限の必要もなく、健常児に近い計画で施行してよいと考える。

# C．心不全乳児での予防接種

乳児期の重症心不全症例は近年、手術時期が次第に早まる状況であり、長期の心不全管理が外来や入院した状態で行われることが少なくなってきた。中等症以下の先天性心疾患児では、利尿薬による軽症心不全を管理中の予防接種については、予防接種に関しての制限は原則的に不要であるが、軽症でも「心不全」という点にこだわれば予防接種要注意となってしまい、専門医の判断をという例も多かった。

全身状態が安定しており、体重増加もみられている状態ではいずれ心カテーテル検査や手術が予定されている例でも、原則として制限は不要と考える。やや重症例での判断は専門医の直接判断によって方針決定することになるが、予防接種によって予防すべき感染症を入院中に罹患することはまれであり、手術治療後、退院してからの年齢や生活を考慮した接種計画が望まれる。

## D．チアノーゼ型心疾患での配慮

チアノーゼ型心疾患では手術自体の可能性も含めてどこまで治療が可能か、という問題がある。最近では多血症を長期間管理する例も減少したが、術前の状態は非チアノーゼ疾患に比べ生活制限も厳しく、その分、予防接種の必要性が高い。全身状態が安定し、家庭での安定した生活が可能な状態では予防接種についての考慮すべき点は少ない。ただし、無酸素発作を繰り返す症例では十分な注意を要する。また多血症例で高熱を伴う感染症では酸素運搬能力低下の点からも患者の苦痛は増強しやすく、脱水状態になりやすく、血液の粘稠度増加が問題となる。

複雑心奇形を伴うチアノーゼ型心疾患では免疫能に問題のある症候群もあるため、予防接種や感染症についての既往歴を的確に評価し、要すれば免疫機能の検査を施行し参考にすることも必要となる。術後に抗凝固薬を服用中の症例では接種時に出血傾向に対する配慮も忘れてはならない。

## E．後天性心疾患とくに川崎病と予防接種

川崎病は、いまだ原因不明であり、予防法も確定していない重要疾患である。また罹患数が近年増加しており、大量γグロブリン療法によって心臓血管障害の発生総数は確かに減少したものの、不応例での重症冠動脈合併は今

後の大きな問題となっている。川崎病罹患後の予防接種については、心臓血管障害の有無よりもγグロブリン療法後の予防接種開始時期の問題が大きい。

γグロブリン療法後の麻しん抗体の変動とワクチン接種についての検討（園部ら）から、γグロブリン療法（平均投与量 1.3 g/kg）後の麻しん HI 抗体は、最高 32 倍強で約 4〜5 ヵ月でほぼ消失したが、6 ヵ月でも低いながらも抗体を保有する例が 15％みられ、γグロブリン療法の 7 ヵ月以後の接種が望ましい結果であったという。現在、日本ではγグロブリンを 2 g/kg 投与することが 80％ほどの例で行われており、2 g/kg 以上の投与例では治療後 7 ヵ月の時点からの接種で問題がないことを再検討する必要があろう。川崎病既往児では乳幼児例が多いため、DPT 3 種混合、麻しんなどについての接種歴を慎重に聴取し、中断した DPT 3 種混合での接種再開の問題も考慮すべきであり、退院後の接種計画を指導することが必要とされる。

## F．心臓手術例での予防接種についての配慮

このテーマについては、心臓の手術時に輸血および血液製剤の使用の有無がポイントとなる。さらに、術前管理・退院後を含めた生活管理としての接種管理が考慮されるべきであることは前に述べた。

最近の小児心臓外科領域では自己血利用の手術も多くなってきているが、体外循環に関した全血輸血を受ける症例は多く、術後の貧血・凝固系・心不全・感染症対応・栄養管理などの問題から全血・血液分画製剤・γグロブリン製剤など血液製剤の利用頻度は高い。使用があれば、血液製剤の量と内容からγグロブリン総投与量を把握したうえで、一般的に予防接種は術後 6〜7 ヵ月以後の実施とする。術後急性期の状態安定後に血液検査でγグロブリン値を測定しておき参考にする。ただし、血液製剤の種類も多くγグロブリン製剤もロットによっては特定の抗体価に関し 2 倍以上の差がみられることもまれではないため、接種計画には最終的に何種類かの抗体価測定を参考にしたほうが確実である。

実際の接種に際しての注意として、術後の心機能や全身状態の改善状況・栄養状態、退院時期などを検討するとともに、以前の接種時の身体状況を聴

取し、接種による副反応・接種効果の予測を考慮しておかねばならない。

## G．とくに注意が要求される状態

症例としては少ないものの、心不全の管理が不十分な状態、無酸素発作を繰り返しコントロール不良の状態、リウマチ熱で活動性のものやリウマチ性心炎で心不全を伴うもの、心筋炎・心膜炎で活動性あるいは心不全を伴うもの、予後が非常に悪く、余命の評価が難しいものなどでは原則的に接種不適当であり慎重な方向づけが要求される。

## まとめ

心疾患児に対する予防接種は、重症感染症予防を優先目標とし、一般の小児と同様あるいはそれ以上に積極的・的確に利用されるべきである。

### 文　献

1）清水　隆，小島公一，間　峡介，他：心房臓器錯位症候群における肺炎球菌ワクチン抗体反応の検討．日児誌 95：2072-2073，1991．

2）薗部友良，崎山幸雄，古川　漸，他：川崎病ガンマグロブリン療法後の免疫能調査（麻疹抗体とワクチン接種について），厚生省心身障害研究　小児慢性疾患のトータルケアに関する研究，川崎病の研究，平成 3 年報告書，pp39-42，1992．

（野中善治）

　JCLS 88002-481

第 3 章

# 基礎疾患をもつ者への予防接種

## Ⅳ．腎疾患患者への予防接種

平成8年4月1日からの予防接種法の改正により、個別接種体制が基本となり、予防接種の目的として、個人防衛の意義が重視されるようになってきた。

また、平成13年改正の予防接種法では、予防接種不適当者として、「接種を受けることが適当でない者を指し、これらの者には接種を行ってはならない」と定義されている。さらに、予防接種実施規則第6条において、接種不適当者として

**① 明らかに発熱のある者**
**② 重篤な急性疾患にかかっていることが明らかな者**
**③ 予防接種の成分によって、アナフィラキシーを呈したことが明らかな者**
**④ 急性灰白髄炎（ポリオ）、麻しんおよび風しんに係る予防接種の対象者にあっては、妊娠していることが明らかな者**
**⑤ その他、予防接種を行うことが不適当な状態にある者**

と規定されている。

さらに接種要注意者として「接種の判断を行うに際し、注意を要する者を指し、この場合、接種を受ける者の健康状態および体質を勘案し、注意して接種しなければならない」と規定されている。同実施要領には表34に示すように具体例があげられており、心臓脈管系疾患、肝臓疾患、血液疾患および発育障害等の基礎疾患を有する者の中に腎臓疾患があげられている。

腎臓病患者は、その発症に免疫系が関与していること、長期間のステロイド薬、免疫抑制薬の内服加療を受けていることなどから予防接種計画を立てにくいため、接種に対して消極的になりがちである。しかし、ネフローゼ症候群、副腎皮質ステロイド薬投与中の症例、透析患者、移植患者などには細

**表 34　接種の判断を行うに際し，注意を要する者（接種要注意者）**

| |
|---|
| (1) 予防接種実施要領に規定する接種要注意者<br>①心臓血管系疾患，腎臓疾患，肝臓疾患，血液疾患および発育障害等の基礎疾患を有することが明らかな者<br>②前回の予防接種で 2 日以内に発熱のみられた者，または全身性発疹等のアレルギーを疑う症状を呈したことがある者<br>③過去にけいれんの既往がある者<br>④過去に免疫不全の診断がなされている者<br>⑤接種しようとする接種液の成分に対して，アレルギーを呈する恐れのある者 |

財団法人予防接種リサーチセンター「予防接種ガイドライン」2005 年改編

菌・ウイルス感染がときに重篤になるため、これらの感染から個体を防御することは、きわめて重要なこととなる。

腎臓病を有する者への予防接種施行上の見解（日本小児腎臓病学会）を紹介するとともに、適切な個別接種の時期について各腎臓病ごとに私見を述べ、さらに、ネフローゼ患者、透析患者、移植患者に対する特殊な予防接種についても文献的に考察し、私見を述べる。

## A．日本小児腎臓病学会の見解（平成 15 年 4 月）

日本小児腎臓病学会では、接種をしてはならない者として、

① **急性腎不全の者**

② **急性期、増悪期の者**

③ **プレドニゾロン投与量が 2.0 mg/kg/日以上の者**

④ **その他、医師が不適当と認めた者**

をあげている。また、接種した場合には、接種後抗体価モニターと必要に応じた追加接種が必要である状態として

① **プレドニゾロン投与量が 2.0 mg/kg/日以下の者**

② **免疫抑制薬使用中または中止後 6 ヵ月以内の者**

としている。つまり「ステロイド薬や免疫抑制薬の内服中、あるいは内服直後だと、接種しても“take”されないことがあるので、接種後抗体価をチェックしなさい、あるいは“take”されていなければ、適当な時期に再接種を試みなさい」と見解を述べている。

## B．適切な予防接種の時期について

### 1．微小変化型ネフローゼ

好発年齢が、2〜3歳にピークがあることから、患者はポリオ、麻しんの接種をすでに終了していることが多い。DPTは不活化ワクチンであり、副腎皮質ステロイド薬投与中であっても、隔日投与の維持療法中であれば、その接種は抗体産生、病状に関して問題はないと考えられている[1)]。また、もしも、患児の免疫能の低下の原因がステロイド薬だけによるものであれば、プレドニゾロン相当量で1 mg/kg/日以下であれば生ワクチンの投与は許可されるべきであるとの意見もある[2)]。

### 2．急性腎炎

好発年齢が4〜5歳以降で、患者はポリオ、麻しん、DPTの接種をすでに終了していることが多い。発症後3ヵ月以内には、症状や検査データが改善していることがほとんどである。発症後6ヵ月以内に9割以上の症例で最後に残る血尿の消失が認められることから、発症後6ヵ月経過し、検尿にて尿所見がなければ、不活化ワクチンである日脳、インフルエンザの予防接種は問題ない。しかし、急性腎炎の既往があり、その後血尿のみ続いている症例に対しての予防接種は、腎機能、血清補体価、血圧などに問題がないことを確認したうえで、予防することの意義が十分認められるときに接種すべきと考える。

### 3．慢性腎炎

慢性腎炎とは1年以上血尿または蛋白尿が続き、腎生検にて明らかな糸球体病変が存在するものである。慢性腎炎の診断時年齢は6〜7歳以降である。そこで問題となる予防接種は日脳、インフルエンザ、DTなどの不活化ワクチン、風しんなどの生ワクチンである。慢性腎炎の活動期には、原則として予防接種は禁忌であるが、非活動期で、尿中蛋白量 0.2 g/日以下の血尿のみの症例に対しては、予防することの意義が十分認められているときに実施すべきであると考える。IgA 腎症の非活動期にインフルエンザに罹患し、肉眼的血尿発作と同時に急性増悪する事実はしばしば経験されるので、当院では、IgA 腎症の非活動期の症例には積極的にインフルエンザの予防接種を勧めている。

## C．ネフローゼ患者に対する水痘ワクチン

ステロイド薬や免疫抑制薬を使用中のネフローゼ症候群の水痘感染は、重症となり、ときに致命的になる。とくに副腎皮質ステロイド薬の大量投与時（プレドニゾロン 2 mg/kg/日以上）に多く、死亡例もみられる。ネフローゼ患者の計画接種は、水痘ワクチン研究班の基準では、

① **寛解期に接種するものを原則とするが、少なくとも病初期およびプレドニゾロンの投与量が 2 mg/kg/日以上のときは接種してはいけない**

② **細胞性免疫能が保たれていること**

としている。浅野らは、“プレドニゾロン 1 mg/kg/日以下は安全に接種でき、免疫効果もあり抗体獲得例は罹患しても軽症ですむ”と記載している[2)]。

水痘は麻しんに次いで感染力が強く、不顕性感染は少ない。幼稚園、学校などの施設内の流行は長期にわたる。そこで、当院ではネフローゼ患児に対しては、水痘ワクチンは必ず計画的に接種したいと考えている。計画接種としては、ステロイドカット時、あるいは隔日投与の維持療法中に接種するようにしている。

緊急接種は、病棟内での水痘発症時や水痘患者との接触に際し行う。接触後 72 時間以内のワクチン接種により 80～90％発病予防可能といわれている[3)]。ステロイド薬は副腎不全を起こさない程度まで減量し、3 週間後にはもとの投与量まで増量し、中和抗体で“take”されたか否か確認したいと考えている。

## D．腎疾患に対するインフルエンザワクチン

腎疾患患者が、インフルエンザに罹患すると一時的に症状が悪化したり、ネフローゼ再発の引き金になったりすることがある。慢性腎不全患者がインフルエンザに感染することにより、肺炎の合併が高頻度に認められる。寛解中の微小変化型ネフローゼ患者（ステロイド薬維持療法中の症例も含まれる）、透析患者のワクチン接種でも抗体価の上昇が認められ、感染防御に有効であるとの報告もある[4)]。そこで、慢性腎炎の非活動期、ネフローゼ寛解期、慢性腎不全、透析患者などには、インフルエンザワクチン接種が有用であると考える。

## E．ネフローゼ患者、透析患者および腎移植患者における肺炎球菌ワクチン

わが国における肺炎球菌ワクチンの接種対象として、“心・呼吸器の慢性疾患、腎不全、肝機能障害、糖尿病、慢性髄液漏等の基礎疾患のある者”としている。肺炎菌感染症は、ネフローゼ患者に重篤な症状を起こす。米国小児科学会（1986 年）では、“10 歳以下の小児ネフローゼ症候群、無脾症、鎌状赤血球貧血患者では、接種後 3〜5 年で再接種を考慮すべきである”としている。Wilkes らは、ネフローゼ患者の接種後の抗体価の上昇は、正常と変わらないと報告している[5)]。Furth らは慢性腎疾患患者 14 人を対象とし、肺炎球菌ワクチンを接種し、有意な抗体価の上昇が認められたと報告している[6)]。本邦においては、今後の検討が期待される。

## F．透析患者、移植患者に対する HB ワクチン

Neto らは、HBV、HCV のマーカーが透析患者、移植患者で高頻度に陽性を示すと報告している[7)]。透析患者や移植患者は HB 感染症に罹患しやすい。

そこで、輸血の機会のある血液透析患者は透析導入前に、移植患者は腎移植前にHBワクチン接種を受けることが望ましいと考えられる。ワクチン接種が普及してきたため、これらの疾患における患者数は減ってきているという報告もある[8)]。

## まとめ

腎疾患患児の予防接種は、感染症の重症化を防ぐために、病像を判断し接種時期を選択して予防接種計画をたて、積極的に受けていくことが望ましいと考えられる。主治医と家族との話し合いのうえで個々症例にあわせた接種計画を立てることがより重要になっていると考えられる。

### 文　献


1）Recommendation of the advisory committee on immunization practice (ACIP)：Use of vaccines and immune globulins for persons with altered immunocompetence. MMWR 42：1-18, 1993.

2）浅野喜造，他：ネフローゼを中心とした腎疾患児に対する水痘ワクチン接種．臨床とウイルス 11：111-114，1983.

3）山本よしこ：水痘．小児科 33：1189-1193，1992.

4）Sheth KJ, et al：Hemagglutination-inhibiting antibodies in vaccinated children with renal disease. JAMA 242：1752-1754, 1979.

5）Wilkes JC, et al：Response to pneumococcal vaccination in children with nephrotic syndrome. Am J of Kidney Dis 2：43-46, 1982.

6）Furth SL, et al：Pneumococcal polysaccharide vaccine in children with chronic renal disease：A prospective study of antibody response and duration. J Pediatr 128：99-101, 1996.

7）Neto MC, et al：Environmental transmission of Hepatitis B and Hepatitis C virus within the hemodialysis unit. Artif Organs 19：251-255, 1995.

8）Martin P, et al：Chronic viral hepatitis and the management of chronic renal failure. Kidney Int 47：1231-1241, 1995.


（小板橋　靖、生駒雅昭）

 

第 3 章
# 基礎疾患をもつ者への予防接種

## V．悪性腫瘍・免疫不全児への予防接種

基礎疾患を有する者は予防接種に注意を要する群に分類され、とくに免疫不全児や悪性腫瘍の治療過程にある患児は、免疫能低下による易感染傾向を克服する手段として予防接種が必要であることは明白である。他方、効果の問題、安全性の問題、各種病原ウイルス、細菌に対する他の治療法とのかねあいなどを総合してその実施を考える必要がある。また現実的な問題としては免疫不全状態の評価をどのように行うかが重要である。本稿では、種々の免疫能低下状態にある児への予防接種の考え方をまとめてみたい。

### A．免疫不全状態と予防接種

免疫能低下は種々の状況で起こりうる。原発性免疫不全症は本来備わっているべき免疫機構の一部に先天的な異常を有するものであり、白血病、悪性リンパ腫、その他の悪性腫瘍はそれ自体が免疫不全状態であるとともにアルキル化薬、代謝拮抗薬、放射線など治療に伴う免疫不全が加わった状態にある。リウマチ性疾患はステロイド薬や免疫抑制薬を長期間使用するがいずれも免疫反応を抑制する薬剤である。骨髄移植例では拒絶反応の抑制が必須であるが、抑制行為がすなわち免疫不全状態を作ることでもある。human immunodeficiency virus（HIV）は CD4 陽性 T 細胞に感染し、免疫系の調節機能を破壊し易感染性が生じる。

#### 1．生ワクチンと不活化ワクチン

このような免疫不全を呈する患児には、生ワクチンは禁忌である[1)]。生ワ

クチンの接種は人工的に感染を起こさせる行為であり、接種後にはウイルスは増殖しウイルス血症を呈する（ポリオの経口投与後 90%の例でウイルス血症を認める）[2)]。健常児ではこのワクチン・ウイルスの増殖により十分な免疫が成立し、かつ適切な抑制機構が働きウイルスの浸潤による疾患の成立には至らないが、免疫不全児では効果的な抑制が始動しないためウイルス増殖に伴う問題が生じる。現在用いられている生ワクチンは、ポリオ、麻しん、風しん、ムンプス、水痘、BCG などであるが、いずれも原則的には免疫不全児には接種を見合わせる[1)]。

予防接種を行えない免疫不全児にはできるだけ不活化ワクチンを接種することが望ましいが、わが国では不活化ポリオワクチンは入手できず、麻しんや風しんの不活化ワクチンは開発されていないため接種は不可能である。感染が疑われた場合には特異抗体が高力価の免疫グロブリンで受動免疫を行うしかない。

## 2．ステロイド治療と予防接種

ステロイド薬の短期間の服用は生ワクチン投与の禁忌ではない。しかしネフローゼ症候群や全身性エリテマトーデスを代表とするリウマチ性疾患では、プレドニゾロンの少量～中等量を長期間使用するのが通例であり、蓄積量、使用期間と免疫抑制効果についての検討が必要である。しかし不活化ワクチンに対するリウマチ性疾患児の反応は十分な抗体産生が行われることが明らかになり、インフルエンザワクチンなど積極的に接種を行ってよい。また生ワクチンの場合ワクチン・ウイルスの異常な増殖が危惧される。ステロイド薬の全身投与が行われている場合には、使用中止後 3 ヵ月間は予防接種を控える[2)]。

眼科的、皮膚科的なステロイド薬の使用、吸入や関節内注入など一時的かつ局所的なステロイド薬の使用は、生ワクチンを含め予防接種は実施してよい。

## 3．免疫不全児に積極的に勧めたい予防接種

免疫不全児に積極的に勧めたいワクチンとしてインフルエンザ菌 b 型（Hib）ワクチン、肺炎球菌ワクチン、髄膜炎菌ワクチンがある。Hib ワクチンは多糖体ワクチンで、2 歳以下の乳幼児の口蓋帆炎、肺炎、髄膜炎の原因

 

表 35 免疫不全児に対する予防接種の適応

| ワクチン | 免疫不全児 | 兄弟家族 |
|---|---|---|
| DPT | 可 | 可 |
| ポリオ（生） | 不可 | 不可 |
| （不活化） | 可 | 可 |
| 麻しん | 不可 | 可 |
| 風しん | 不可 | 可 |
| ムンプス | 不可 | 可 |
| 水痘 | （本文参照） | |
| （Hib | 可 | 可） |

となることから欧米ではすでに定期接種の予防接種として開始されたが、CDCは免疫不全状態の児、とくに無脾症、脾摘を行った児、鎌状赤血球症、HIV患児にも積極的に勧めている[2)]。肺炎球菌ワクチン、髄膜炎菌ワクチンも同様の対象に実施する。本邦での接種体制の確立が望まれる。

# B．免疫不全児の感染症と予防接種（表 35）

## 1．原発性免疫不全症

最近の早川らの報告による[3)]とわが国の原発性免疫不全症は964例が登録され、抗体産生不全（伴性型無γグロブリン血症、common variable immunodeficiency、IgA欠損症など）が約45%、好中球機能不全（慢性肉芽腫症など）と補体欠損症が約10%、胸腺低形成が約20%、そして複合免疫不全が約10%である。

予防接種の観点から検討すると、T細胞機能不全例では生ワクチンはワクチン・ウイルスの増殖の危険があり、不活化ワクチンも抗体産生へのシグナルが伝達されないので予防接種は不可である。抗体産生不全はワクチン効果を得られないので不可である。予防接種が可能であるのは好中球機能不全と補体異常症ということになる。

## 2．悪性腫瘍・骨髄移植

小児白血病の治療中に合併するウイルス感染症は、水痘・帯状疱疹、単純ヘルペス感染が多く、その他アデノウイルス、パラインフルエンザウイルス、麻しんウイルスなどの感染も認める。治療法の進歩により患児の長期生存が望めるようになった現在、効果的な生ワクチンの再検討が行われるようになった。白血病児に対する麻しんワクチンの試みは[4]、副反応はなく十分な抗体が得られたが、適応基準としては完全寛解中で、維持療法が予防接種の前後1週間休止できること、PPD または PHA の皮膚反応が陽性であること、などを満たす場合に限られることが強調されている。次いで水痘ワクチンがわが国ではじめて開発され、寛解中の白血病患児に接種の前後1週間維持療法を中止し接種された。十分な抗体価を得たが、水痘疹を発した例があった[5]。アメリカでの白血病児 240 例の広範な調査によると[6]1 回の接種で 90％に抗体を検出できたが、12〜18 ヵ月に抗体価が減少した例が半数におよび、5％に水痘を発した。

骨髄移植に伴い、移植早期には単純ヘルペスウイルス感染、アデノウイルスによる出血性膀胱炎、中期にはサイトメガロウイルスによる間質性肺炎、その後には帯状疱疹の危険が高い。骨髄移植後には拒絶反応や GVHD の予防、治療の目的で強力な免疫抑制療法が行われ、B 細胞機能の廃絶が危惧される。Ljungman らによると[7]、移植時に抗体陽性であった例も 2 年後には麻しん、ムンプス、風しんの抗体陽性率は 40〜70％に減少しており、今後予防接種の適切な時期の検討が必要である。

## 3．HIV 感染児

HIV 感染は無症状の状態から重篤な免疫不全状態までさまざまな時期がある。無症状で CD4 数が保たれている時期には積極的に予防接種をしておくことが望ましいが、AIDS として発症すると CD4 細胞が減少し、T 細胞免疫不全症と同様の対応が必要になる。本症では日和見感染のほかに、結核、麻しんの罹患が多いことも留意すべきである。

## まとめ

免疫不全状態にある原発性免疫不全症、ステロイド薬長期使用例、悪性腫瘍・骨髄移植例、HIV 感染児の予防接種の考え方について述べた。予防接種の利益と副反応の危険とをつねに考慮して、予防接種で防げる感染症はできるだけ防ぐよう努めたい。

## 文　献


1）CDC. Recommendations of the Advisory Committee on Immunization Practices（ACIP）：use of vaccines and immune globulins for persons with altered immunocompetence. MMWR 42/No. RR-4：1-12, 1993.

2）Horstmann D, Opton E, Klemperer R, et al：Viremia in infants vaccinated with oral poliovirus（Sabin）. Am J Hyg 79：47-63, 1964.

3）早川　浩，岩田　力，松井一郎，他：原発性免疫不全症候群症例調査登録. 厚生省特定疾患免疫不全症候群調査研究班，平成5年度研究報告書，p.9-13, 1996.

4）Torigoe S, Hirai S, Oitani K, et al：Application of live attenuated measles and mumps vaccines in children with acute leukemia. Biken J 24：147-151, 1981.

5）Izawa T, Ihara T, Hattori A, et al：Application of live varicella vaccine to children with acute leukemia or other malignant diseases. Pediatrics 6：805-809, 1977.

6）Gershon AA, Steinberg SP, Gelb L, et al：Live attenuated varicella vaccine：efficacy for children with leukemia in remission. JAMA 252：355-362, 1984.

7）Ljungman P, Lewnsohn-Fuchs I, Hammarstrom V, et al：Long-termimmunity to measles, mumps, and rubella after allogeneic bone marrow transplantation. Blood 84：657-663, 1994.


（横田俊平）

第 3 章

# 基礎疾患をもつ者への予防接種

# VI. 低出生体重児への予防接種

出生数の減少にもかかわらず、極低出生体重児の出生数は毎年ふえ続けている。ことに、出生体重 1,000 g 未満の超低出生体重児は、出生数の増加のみならず、その救命率は日本全国平均 80％以上と素晴らしい成績である。このような児は慢性肺障害を合併することも多く、在宅酸素療法も少なくない。

現在のところ、未熟児に対する予防注射の方法、時期、接種量、副反応についてまだ議論の余地は多い。さらに諸外国とは国情や疾病に対する考え方、ワクチンの性状の違いなどから比較や文献的な考察ができにくい。また、長期の免疫効果に対しての研究はない。低出生体重児のなかでも、極低出生体重児を中心としたハイリスク児の健康管理の面から予防注射を述べてみる。

## A. DPT ワクチンと低出生体重児

生後 1 年までに行うワクチンはおもに、DPT、ポリオ、BCG である。このなかで、ポリオ、BCG は保健所などが管轄していることが多い。近年 DPT の対象となる百日咳で死亡することは少ないが、アメリカでは成人を中心として、1992 年ころより百日咳が増加しているという。NICU（新生児集中治療施設）退院の超低出生体重児で慢性肺障害を合併している児が百日咳に罹患すると無呼吸発作など生命にかかわることも多く、肺病変も増悪する。DPT の接種開始時期は、アメリカ、開発途上国では[1)]、生後 6 週、イギリス、フランスでは生後 8 週から接種を行っている。わが国では 1995 年 4 月に予防接種法が大きく改正されたが、接種開始は従来どおり生後 3 ヵ月である。極低出生体重児に対する DPT ワクチンの効果について、表 36 にイギリス

 

**表 36 DPT3 回接種後の百日咳抗体保有率**

| | FHA（fitres/ml） | | PT（titres/ml） | |
|---|---|---|---|---|
| | n | 平均 | n | 平均 |
| 前 | | | | |
| ＜34 | 24 | 475 | 16 | 202 |
| 34～36 | 31 | 731 | 27 | 243 |
| ≧37 | 43 | 805 | 34 | 370 |
| 後 | | | | |
| ＜34 | 27 | 2754 | 24 | 541 |
| 34～36 | 33 | 5495 | 33 | 951 |
| ≧37 | 41 | 3690 | 38 | 614 |

Ramsay ME, et al：Adverse events and antibody response to accelerated immunization in term and preterm infants. Arch Dis Child 72：230, 1995[2)]より

の Ramsay のデータを示す[2)]。イギリスでは、1990 年以来 DPT 開始年齢を従来の 12 週から 8 週に変更した。表 36 は 8 週に変更した後の百日咳の抗体価を示した。在胎 34 週以下の児は、抗 FHA、抗 PT ともワクチン接種前は明らかに母体からの抗体移行が悪いことがわかる。Bernbaum[3)]の報告によると、極低出生体重児の場合、8 週で開始した場合、開始直前の抗体価は成熟児の約 1/2 と低い。われわれの施設で測定した超低出生体重児の抗 FHA 抗体、抗 PT 抗体価の推移を図 32 に示した[4)]。

母体からの移行抗体は 0.5 U/m*l* 以下と低く、1 回、2 回接種後の抗体価の上昇はバラツキが大きく、この図からは少なくとも 3 回接種が望ましいと思われた。上記 Ramsay や Bernbaum は 2 回接種で抗体価は成熟新生児同様の上昇がみられるという。

副作用についてみると、表 37 では 2 回接種後に極低出生体重児に過敏が多かった。それ以外は成熟児のほうが有意に副作用が強いのがわかる。また DPT ワクチンでのゼラチンを含む接種液のアナフィラキシーはまれであるという[5)]。われわれの施設でも、局所反応を含めて、24 時間以内の副作用は軽微であるとの印象が強い。

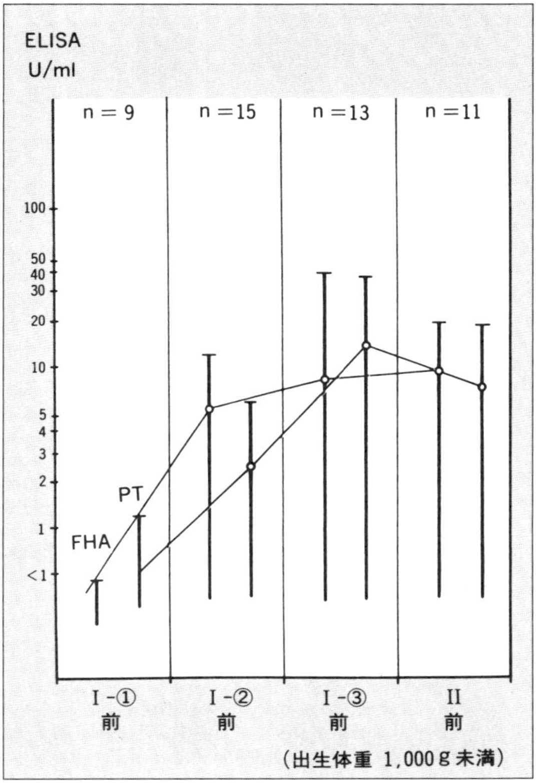
ELISA
U/ml
n＝9
n＝15
n＝13
n＝11
100
50
40
30
20
10
5
4
3
2
1
<1
PT
FHA
I-①
前
I-②
前
I-③
前
II
前
（出生体重 1,000g 未満）

**図 32 DPT 接種と抗 FHA、抗 PT 抗体価の推移**
後藤彰子：医療機関におけるハイリスク児のフォローアッププログラムの実際。NICU Vol. 5 No. 3 p12、1992[4]より

# B．パリビズマブ

RS ウイルス（Respiratory Syncytial Virus）は乳幼児の気道感染の主要原因ウイルスであり、この時期の重篤な下気道感染症を惹起する。ことに早期産児や慢性肺障害などのリスクファクターをもつ児は重症化しやすい。

2002 年 4 月に抗 RS ウイルスモノクローナル抗体が予防薬として低出生体重児に保険適用となった。2005 年からは先天性心疾患児にも適応される。対象[10]について述べる。

表 37　DPT の副作用（低出生体重児と成熟児の比較）

| | DPT I | | | DPT II | | | DPT III | | |
|---|---|---|---|---|---|---|---|---|---|
| | LBW | 成熟児 | P | LBW | 成熟児 | P | LBW | 成熟児 | P |
| 発熱 | | | | | | | | | |
| ＜37.8℃ | 95 | 37 | ＜0.01 | 95 | 26 | ＜0.01 | 79 | 49 | ＜0.01 |
| 37.8～38.9℃ | 5 | 60 | ＜0.01 | 5 | 74 | ＜0.01 | 21 | 46 | ＜0.01 |
| ＞38.9℃ | 0 | 3 | | 0 | 0 | | 0 | 5 | ＜0.05 |
| 行動の変化 | | | | | | | | | |
| なし | 47 | 11 | ＜0.01 | 21 | 8 | ＜0.01 | 53 | 11 | ＜0.01 |
| 過敏 | 53 | 45 | | 74 | 61 | ＜0.05 | 32 | 54 | ＜0.05 |
| 泣く | 0 | 58 | ＜0.01 | 5 | 63 | ＜0.01 | 10 | 65 | ＜0.01 |
| 大泣き | 0 | 18 | ＜0.05 | 0 | 26 | | 5 | 16 | ＜0.05 |
| 局所反応 | | | | | | | | | |
| なし | 74 | 29 | ＜0.01 | 74 | 26 | ＜0.01 | 84 | 27 | ＜0.01 |
| 発赤・腫脹・疼痛 | 26 | 71 | ＜0.01 | 26 | 74 | ＜0.01 | 16 | 73 | ＜0.01 |

Bernbaum JC, et al.：Response of preterm infants to diphtheria-tetanus-pertussis immunization, J Pediatr 107：184, 1985[3)]より

## 1．低出生体重児

① **在胎 28 週 6 日以下（または出生体重 1,000 g 未満程度）、流行開始時期に月齢 12 ヵ月以下**

② **在胎 29 週～35 週 6 日（または出生体重 1,000～1,800 g 程度）、流行開始時期に月齢 6 ヵ月以下**

③ **在胎 33 週～35 週 6 日、流行開始時期に月齢 6 ヵ月以下、感染症のリスクファクターを持つもの。リスファクターを表 38 に示す。**

## 2．慢性肺疾患児

① **流行開始前 6 ヵ月に酸素、薬物などの治療を必要とした児で、流行開始時期に月齢 24 ヵ月以下**

② **流行開始時に酸素吸入を受けている生後 24 ヵ月～4 歳児**

**投与方法**：抗 RS ウイルスモノクロナール抗体なので他の予防接種とは無関係に投与。RS ウイルスの流行期に退院する場合は退院時に初回の注射をする。流行開始時期（10 月～3 月）に体重（kg）×15 mg を大腿外側に毎月 1 回、筋肉注射する。

**問題点**：地域により流行開始時期が異なる。保険診療扱いで、高価な薬な

表 38　在胎 33〜35 週以下の児のもつリスクファクター

| |
|---|
| 初回注射が生後 2.5 カ月齢以下 |
| 10 月〜4 月（RS ウイルス流行期）に退院する※ |
| 同居家族に喫煙者がいる |
| 本人または同胞が保育所、幼稚園等を利用する |
| 就学前の同胞がいる |
| 酸素療法中または酸素療法をしたことがある |
| 人工栄養または混合栄養 |
| 同居する家族の人数が 4 人以上 |
| 家族にアレルギーまたはアレルギー歴あり |
| 男児である |
| IUGR |

※RSV 流行期は通常 10〜12 月に始まり、3〜5 月に終了する。
Synagis Japan Global Expert Meeting June 4, 2005 を一部改訂

ので、33 週以上の使用についてはリスクファクターの説明が十分ないと、保険審査を通過しないことがある。地域で共通の使用基準など作成しておくのが望ましいと思われる。筋肉注射なので筋拘縮症への配慮が必要。

## C．その他の予防注射と低出生体重児

DPT ワクチンについての低出生体重児に対しての有効性を述べたが、アメリカで慢性肺障害の低出生体重児（平均在胎 28 週）にヘモフィルスインフルエンザワクチンを 2 回接種したところ成熟新生児にくらべ、抗体価上昇は有意に低かった[6)]。同様な報告が B 型肝炎ワクチンについても報告されている[7)]。これは未熟性と慢性肺障害などによる呼吸障害、低栄養状態が関係しているという。DPT ワクチンについても同様のことがいえるのかもしれない。いずれにしても低出生体重児のワクチンスケジュールは、米国小児科学会や英国方式（開始年齢は暦年齢で成熟児と同様に扱う）についても今後変化するのかもしれない。

# D．NICU 退院後の予防注射接種の実際

われわれの施設で、NICU を退院した児に対して、フォローアップ外来で通常すすめている予防注射スケジュールについて述べる。これらの方法は、堺[5]、加藤[8]らの方法を参考にして行っている。

慢性肺障害などを伴った極低出生体重児を念頭にしたものである。下記の順番で可能なかぎり早期に行うよう指導している。接種は近医や保健所をすすめる。パリビズマブについてはBを参考。

**① DPT は暦年齢3ヵ月から3週ごとに3回行う（NICU 入院中に開始している児が多い）**

**② ポリオ1回目**

**③ 麻しん（暦年齢1歳）**

**④ 水痘**

**⑤ 風しん**

**⑥ DPT 4回目（3回の1年後）**

**⑦ ポリオ2回目**

BCG については平成17年度からツ反が廃止され、生後6ヵ月以内に勧奨接種の方向である、上記 ①〜⑦ を優先する。③⑤ は18年度から MR ワクチン2回法となる。

また同胞の予防接種を積極的にすすめ、冬場は同胞、両親、祖父母などにインフルエンザワクチンの接種をすすめ NICU 退院児を呼吸器感染などから守るよう努めている。

### 文　献

1）鈴木光明：最近のアメリカの予防接種. 予防接種のすべて（堺　春美, 編）, p.230, 診断と治療社, 1994.

2）Ramsay ME, et al：Adverse events and antibody response to accelerated immunization in term and preterm infants. Arch Dis Child 72：230, 1995.

3）Bernbaum JC, et al：Response of preterm infants to diphtheria-tetanus-pertussis immunization. J Pediatr 107：184, 1985.

4）後藤彰子：医療機関におけるハイリスク児のフォローアッププログラムの実際．NICU Vol. 5 No. 3 p12，1992.
5）堺　春美：DPT ワクチン．小児科 37（10）：1101，1996.
6）Washburn LK, et al：Response to Haemophilus influenzae type b conjugate vaccine in chronically ill premature infants. J Pediatr 123：791, 1993.
7）Lau YL, et al：Response of preterm infants to hepatitis B vaccine. J Pediatr 121：962, 1992.
8）加藤達夫：予防接種のスケジュールの立て方および変更への対応．小児科 37（10）：1187，1996.
9）加藤達夫：予防接種マニュアル，新興医学出版社，東京，1998.
10）仁志田博司，藤村正哲，武内可尚　他：RS ウイルスの感染予防について（日本におけるパリビズマムの使用に関するガイドライン），日本小児科学会誌 2002；106（9）：1288-1292.

（後藤彰子）

 JCLS 88002-481

第 3 章
# 基礎疾患をもつ者への予防接種

## Ⅶ. 高齢者へのインフルエンザワクチン

### A. 高齢者におけるインフルエンザ

インフルエンザには、A、B、C 型インフルエンザウイルスによるものがある。このうち A、B 型インフルエンザは、いわゆる感冒症候群の中でもっとも重篤なものであり、ことに A 型インフルエンザは世界的流行を起こしやすく、公衆衛生上重要な疾患である。流行年にあっては年間 1 万人前後のインフルエンザに関連する死亡があり、そのほとんどは高齢者である。高齢者は予備能力の乏しい諸臓器機能に致命的な影響を受けやすく、インフルエンザによる脱水や細菌性肺炎の合併などにより、死亡につながりやすい。死に至らないまでも、ぎりぎりのレベルで日常生活機能を維持している高齢者にとって、在宅生活を破壊する大きな原因となってくる[1)]。また、高齢者施設などで流行し、大量死を招くことがある。このようなインフルエンザから高齢者を守るため、ワクチン接種が推奨されている。

### B. インフルエンザ　HA ワクチン[2)]

現在、世界的に用いられている HA ワクチンは、孵化鶏卵で増殖させたウイルス液からヘムアグルチニン分画を部分精製し、副反応の原因となりやすい脂質成分をエーテル処理により除いた注射用ワクチンである。分離されるウイルス株と住民の抗体保有状況のサーベイランスに基づき、WHO の委員会で流行株を予測し、それに見合う株がワクチン製造に適しているかを検討

表 39 インフルエンザワクチン接種前後の抗体価推移≧40

| | 成人 | | | 外来高齢者 | | | 特養高齢者 | | |
|---|---|---|---|---|---|---|---|---|---|
| n | 6 | | | 10 | | | 50 | | |
| 平均年齢 | 39.7 | | | 75.7 | | | 82.1 | | |
| | H3N2 A sydney 1998 | H1N1 A 北京 1998 | B 三重 1998 | H3N2 A sydney 1998 | H1N1 A 北京 1998 | B 三重 1998 | H3N2 A sydney 1998 | H1N1 A 北京 1998 | B 三重 1998 |
| 前値 | 4/6 66.6% | 0/6 0% | 1/6 16.7% | 4/10 40.0% | 2/10 20.0% | 2/10 20.0% | 30/50 60.0% | 12/50 24.0% | 17/50 34.0% |
| 1 回接種後 →後値≧40 | 6/6 100% | 6/6 100% | 5/6 83.3% | 10/10 100% | 7/10 70.0% | 5/10 50.0% | 45/50 90.0% | 32/50 64.0% | 24/50 48.0% |
| 2 回接種後 →後値≧40 | 6/6 100% | 6/6 100% | 5/6 83.3% | 10/10 100% | 7/10 70.0% | 6/10 60.0% | 47/50 94.0% | 32/50 64.0% | 25/50 50.0% |

東京都老人医療センター 1998

し、厚生労働省の委員会でワクチン株を決定する。各メーカーは、ワクチンを製剤化し、厚生労働省の検定を受けたうえで市場に流通させることになるが、この間約 6 ヵ月を要する。安定性確保のためチメロサール、ゼラチンを添加してワクチン液としてきたが、近年製造技術が向上し、安全性を考慮した無添加製剤が開発されている。

## C. 高齢者における HA 抗体の上昇と、ワクチンの予防効果

インフルエンザ HA ワクチンは注射用死菌ワクチンであり、皮下注射により約 2 週間で血中に IgG 抗体ができる。しかし、ウイルスの侵入門戸である上気道粘膜には、局所免疫は成立せず、感染防御能は不十分である。

1998 年に、HA ワクチンを 2 回接種したときの抗体価推移を、若年者、外来高齢者、特別養護老人ホーム高齢者にわけて検討した成績を表 39 に示した[1)]。感染阻止レベルといわれる 40 倍を超える割合を表に示したが、以下のように総括できる。

**① H1N1、B 型では高齢者の方がワクチン接種前の抗体保有率は高い。**

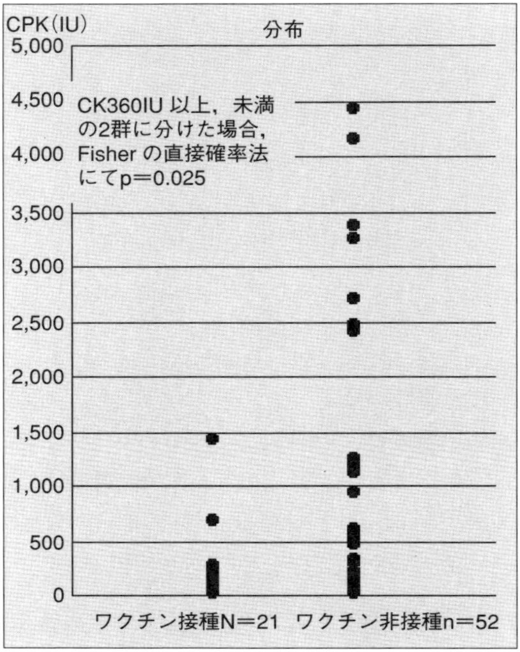

CPK(IU)
分布
5,000
4,500
4,000
3,500
3,000
2,500
2,000
1,500
1,000
500
0
CK360IU 以上，未満の2群に分けた場合，Fisher の直接確率法にてp=0.025
ワクチン接種N=21
ワクチン非接種n=52


**図 33　インフルエンザ確定診断例の CK 分布**

**② 高齢者であっても、A 型（H3N2、H1N1）では、抗体価上昇は十分な例が多いが、少数ながら抗体価の上昇しにくい例がある。B 型の抗体価上昇が不十分である。**

**③ 2 回接種のメリットが得られる例は 10%以下である。また、ワクチン株の抗原変異があっても、変異の程度によってはある程度交差抗原性を期待できることが知られている。**

ワクチンの有用性に関しては、Fedson ら[3]はカナダの健康保険の記録を用いて、1982 年と 1985 年の 2 シーズンに、市中の 46 歳以上の集団を対象としてワクチンの効果を検討した。ワクチン接種はインフルエンザ様疾患や下気道感染・肺炎による入院を 32〜39% 防止し、呼吸器疾患による入院を 15〜34% 防止し、入院中の呼吸器疾患死を 43〜65% 防止し、あらゆる原因による死亡を 27〜30% 防止していることを示した。また、米国の Nichols ら[4]は、1990〜1994 年の 3 シーズンにわたって毎年 25,000 人以上の 65 歳以上の高齢者について、健康保険の資料に基づいて、ワクチン効果を検討した。そ

**表 40　インフルエンザワクチンの副反応**

| | ・特養利用者<br>看護婦による直後の調査 | | ・外来高齢者<br>4 週後の聞き取り調査 | |
|---|---|---|---|---|
| 何らかの副作用 | 56/287 | 19.5% | 106/775 | 13.7% |
| 局所反応 | 53/287 | 18.5% | 38/761 | 4.7% |
| 発熱≧37℃ | 13/287 | 4.5% | 11/761 | 1.4% |
| その他 | 7/287 | 2.4% | 83/761 | 10.9% |

＊ほとんどは軽症例

のうち約半数はワクチン接種を受けていたが、ワクチン接種群の方が、併存する疾患が多かったにもかかわらず、肺炎・インフルエンザによる入院は48〜57%減少し、呼吸器疾患による入院は 27〜39%減少、心不全による入院は 37%減少した。また、要した医療費は 37〜66%少なく、死亡率は 39〜54%少なかった。

本邦でも厚生労働省の神谷研究班で[5)]、高齢者集団に対するワクチン 1 回接種の有用性を検討し、ワクチン接種群で発病が 34〜54%少なく、死亡が82%少なく、重篤な副反応がみられなかったことを報告している。

1998〜2000 年にわが国で A 香港型シドニー株が流行したおりに、東京都立老人医療センターを受診する高齢者に横紋筋由来のクレアチニン フォスホカイネース（CK）高値例が散見された[6)]。CK 値を測定しえた 73 例（平均年齢 80.3 歳）のうち、ワクチン接種者は 21 例（28.8%）であった。ワクチン接種者と非接種者を比較すると、最高体温はワクチン非接種例の方が若干高い傾向がみられたが、有意差はなかった。CK 値を図 33 に示したが、CK が 180 IU を超える例は 36 例（49.3%）にみられた。両群を比較すると、ワクチン接種例では 21 例中 7 例(33.3%)、非接種例では 52 例中 29 例(55.8%)であった。とくに CK 値が 2,000 IU 以上の高 CK 血症を示す例はすべて非接種例で占められていた。CK の上昇はインフルエンザ発症の早期にピークがみられており、ワクチン接種がインフルエンザ罹患急性期のウイルス血症を抑制していることを窺わせる成績であった。なお、流行株により筋炎の発症率はいちじるしく異なることが、その後判明している[7)]。

 JCLS 88002-481

# D．インフルエンザワクチンの副反応

インフルエンザワクチン接種時の副反応について検討した2つの自験成績を比較して、表40に示した[1)]。1つは、1996年に特別養護老人ホーム利用者155名に対して287回接種し、担当看護婦が、接種後数日間検温、注射局所、本人の自覚症状を聴取した成績である。観察が密であるが、痴呆老人が過半数を占め、自覚症状に信頼性を欠くことがこの調査の特徴である。もう1つは、1999〜2000年に東京都老人医療センターの外来通院中の高齢者に対して、775回のワクチン接種を行い、4週後に外来で医師が、本人または付き添い者に聴取した成績である。特別養護老人ホームの調査では、体温、局所反応が厳しくチェックされており、頻度も高い。かたや、痴呆症状のため自覚症状は検出されにくく、低頻度である。一方、外来高齢者の調査では、接種後4週が経っており、検温も一部の例でしか行われておらず、局所反応の捉え方も個人差が大きいため、信頼性に欠ける点があるが、不定愁訴的なものが多い。いずれにしろ、接種局所の腫脹、疼痛がほとんどであり、頭痛や微熱を訴える者が少数みられるが、重篤なものは皆無であった。神谷らの全国的な調査でも[5)]、重篤な副反応は報告されていない。過去にGuillain-Barre症候群や急性播種性脳脊髄炎（ADEM）合併例の報告があるが、その因果関係には疑問が多い[2)]。高齢者ではワクチン接種直後にたまたま他のいろいろな病態、たとえば心筋梗塞、脳血管障害、誤嚥性肺炎などを発症し、ワクチン接種との因果関係を取沙汰されることがあるが、まずは無関係な紛れ込み例と考えてよい。

# E．予防接種法の改訂

わが国では1960年代から学童を中心としたワクチンの定期接種が行われてきたが、その有効性・安全性に関する一部マスコミの批判により、学童の定期接種体制は1993年に崩壊した。しかし、その後の疫学調査から、その有効性は再評価されるに至っている[8)]。このような中で、2001年、予防接種

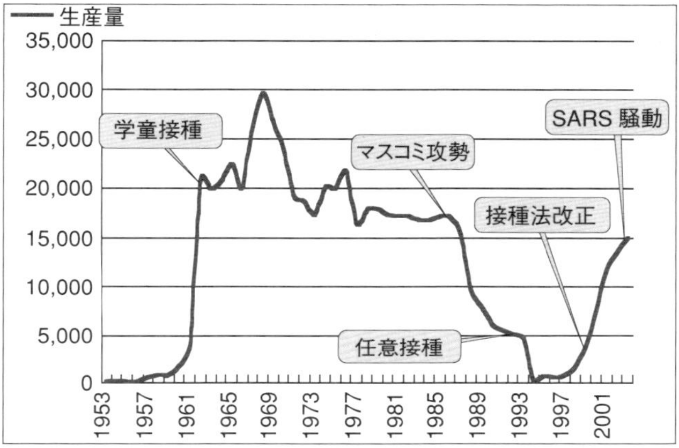
生産量
35,000
30,000
25,000
20,000
15,000
10,000
5,000
0
学童接種
マスコミ攻勢
SARS 騒動
接種法改正
任意接種
1953
1957
1961
1965
1969
1973
1977
1981
1985
1989
1993
1997
2001

**図 34 インフルエンザワクチン生産量**

法が改正され、高齢者がその実害を受けやすい点を考慮し、本人の希望により接種を国が勧奨するものの、努力義務を求めない新たな定期接種の枠組みとして『予防接種法 2 類疾病』の範疇が作られた[9]。

すなわち、罹患時の影響が大きい「65 歳以上の方」、「60 歳から 64 歳までの方で、心臓、腎臓もしくは呼吸器の機能に障害があり、身の周りの生活を極度に制限される方、またはヒト免疫不全ウイルスにより免疫の機能に障害があり、日常の生活がほとんど不可能な方」(対象は地方自治体の裁量に任されているが、おおむね身体障害者手帳保有者としているところが多い）の個人防衛を目的としている。ワクチン接種の希望を本人が表明でき、特定期間中に地方自治体と契約している医療機関においてワクチンを 1 回接種する場合、予防接種法に基づく定期接種とする。この場合の、接種費用の公的補助（地方自治体の裁量で自己負担 1,000 円～2,200 円のところが多い)、重篤な副反応発現時の国による救済処置（予防接種法に定める手続きによるが、補償内容はおおむね独立行政法人医薬品医療機器総合機構法の基準に準ずる）が整備された。個別接種が原則であり、担当医が接種当日の体調などを問診のうえ、接種することになる。すでにこの制度は広く普及し、地域医療機関の冬に備える恒例業務となっている。

これ以外の接種は「任意接種」で、保険は適応されず全額自己負担で、本人と医療機関の契約による。地域医師会などによる価格の統一は、「私的独占の禁止および公正取引の確保に関する法律」に抵触するとされている。また、副反応時の因果関係の認定、補償は、通常の薬剤の場合と同様に、独立行政法人医薬品医療機器総合機構法で対応することになる。

高齢者施設などで、集団防衛的意義を求めて、注射液の実費によるワクチン接種の便宜を図っているところも多い。ワクチン接種の意義を理解できず、希望を自分で表明できない痴呆老人に対する「説明と同意」に関して、種々の努力が行われている。さらに、インフルエンザの院内・施設内感染対策を念頭において、医療・看護・介護従事者の任意接種も普及しつつある。費用負担は、自費または施設負担などとなり、予防接種法に基づかない接種となる。

## F．今後の課題

インフルエンザ罹患時に重症化しやすい高齢者に対するワクチン接種業務は普及しつつあるが、この間のわが国におけるインフルエンザワクチン生産量の推移を図34に示した。社会的にワクチン接種の意義がどのように理解され、どのような制度が用意されるかで大きな影響を受けることが読みとれる。今後の課題として、より発症抑止効果のよい、ウイルス侵入門戸の局所免疫を付与できるワクチンの開発と臨床応用が期待される。また、現在の制度では、予防接種法に基づく「定期接種」と、基づかない「任意接種」が制度的に入り乱れ、本人の費用負担が個々人によりかなりばらついている。ワクチン反対派の意向や、地方分権の重視、いわゆる独占禁止法を配慮した結果と思われるが、制度的に単純化できないかと思う。

### 文　献

1) 稲松孝思，鈴木里和，吉野正俊，増田義重，安達桂子，櫻田政子他：高齢者におけるインフルエンザワクチン戦略，短期プロジェクト研究報告書―高齢者におけるインフルエンザおよびその合併症の予防，東京都老人総合研究所，東京，p61-70．2002．

2) 厚生労働省ホームページ：今冬のインフルエンザ総合対策について（平成16年度），http：//www.mhlw.go.jp/houdou/u111/h1112-1d.html

3) D S　Fedson,　et　al：Clinical　Effectiveness　of　influennza　vaccination　in Manitoba. JAMA, 1993；270：1956-1961.

4) K L Nichol, et al：The Efficacy and cost effectiveness of vaccination against influennza among elderly persons living in the community. 1994；N. E. J. M. 331：778-784.

5) 神谷斎：インフルエンザワクチンの効果に関する研究．厚生科学研究費補助金　新興・再興感染症研究事業．平成 9〜11 年度，総合研究報告書．東京．2000.

6) 安達桂子，安中めぐみ，柴崎澄枝，山本宣和，稲松孝思：インフルエンザの迅速診断と高 CK 血症．短期プロジェクト研究報告書─高齢者におけるインフルエンザおよびその合併症の予防．東京都老人総合研究所，東京，P57-60．2002.

7) SATOWA SUZUKI, KEIKO ADACHI, JOHN M. KOBAYASHI, TAKASHI INAMATSU：Influenza-Associated Acute Myositis in the Elderly, Comparison of 1998-1999 and 2003-2004 Influenza Seasons in Japan. Amer. Society Infect. Dis. 2004.

8) Reichert TA, Sugaya N, Fedson DS, Glezen WP, Simonsen L, Tashiro M.：The Japanese experience with vaccinating schoolchildren against influenza. N Engl J Med. 2001 Mar 22；344（12）：889-96.

9) 厚生労働省：行政版 Q & A：http：//www.mhlw.go.jp/topics/bcg/tp11u/-1 g/html

（稲松孝思）

# 4章

# 予防接種の問題点

第 4 章

# 予防接種の問題点

## I．任意で行う予防接種の是非

現在わが国で接種している任意の予防接種には、一般的なものとして［おたふくかぜ（ムンプス）］［水ぼうそう（水痘）］［インフルエンザ］がある。そのほか［B 型肝炎］［A 型肝炎］［狂犬病］［肺炎球菌］［コレラ］［成人用ジフテリア］［黄熱病］があり、主として海外渡航者向けに接種されている。ここでは前 3 者に加えて、近年接種機会が増えてきている［B 型肝炎］［A 型肝炎］［狂犬病］［肺炎球菌］についても取り上げ、その特徴と問題点について簡単に述べる。

### A．乾燥弱毒生おたふくかぜワクチン

1981 年 2 月から一般接種が始められた。通常は 1 歳過ぎに 1 回接種する。接種年齢の上限はなく成人にも安全に接種できる。ムンプスは不顕性感染の多い疾患であり、成人の未罹患者の 60〜80％にも達する。そのため成人の接種希望者には抗体検査を優先すべきであるが、不顕性感染者でも追加免疫効果を期待して検査を省いて接種しても差し支えない。ムンプスの既往歴のための抗体検査法は、小児期では HI 法でもかまわないが、成人では ELISA/IgG 法か NT 法を選択する。なお CF 法は回復期以外の検査法としては無意味である。ワクチン接種後（6 週間以上）の抗体検査には ELISA/IgG 法が適している[1)]。名鉄病院での陽転率は ELISA/IgG 法にて 92〜94％である。陽性の判定は、ELISA/IgG 法で 6.0 以上または 8.0 以上[2)]と考えている。

わが国で使用されているムンプスワクチンは、5 社 5 種類あったが現在は 3 社のみである。武田薬品工業の鳥居株、北里研究所の星野株、化学及血清

療法研究所の宮原株である。海外では、米国のJeryl Lynn株や旧ソ連のLeningrad-3株が広く使われているが本邦では現時点で認可されていない。

接種禁忌としては、一般の生ワクチンと同様に、明らかな発熱を伴った急性疾患、慢性疾患の増悪期、免疫不全症およびそれに近い状態（ステロイドや免疫抑制療法中など）あるいはγグロブリン製剤使用後（筋注用では1ヵ月、静注用では3ヵ月もあければ十分である）などである。

通常みられる副反応としては、接種後10日から14日頃に38℃程度の発熱が数%にみられることと、ごくまれに耳下腺の腫脹がみられることがある。副作用としての無菌性髄膜炎は、1989年から始まって4年間で中止されてしまった日本製のMMRワクチン（麻しん・風しん・ムンプス混合）の頃には千人に1人程度とかなり報告されていたが、その後のムンプス単独ワクチンでも3〜5千人に1人の報告がみられている。ムンプス自然感染時の無菌性髄膜炎の合併率は成書でも10〜30%とかなりの幅があり、幼稚園での集団発生時には44.4%に、また大館地方での流行では50%に、さらに大館株では73%もの高率に合併していたといわれている[3)]。一方、ムンプスの自然感染例とワクチン接種後の前方視的調査で自然感染では1.24%、ワクチン後では0.04%と報告されている[4)]。現在のムンプスワクチンには髄膜炎という副作用がみられるものの、その予後は良好でありワクチンの有用性に疑問を投げかけるものではない。より安全なワクチンの開発あるいは海外で評価されているワクチンの導入など、より有用なワクチンの実用化が期待される。このワクチンは麻しんワクチンと同様に、ニワトリ由来細胞で増殖されているが、精製が進みごく微量にしか卵白成分は含まれていないとされている。しかし、強い卵アレルギー児では皮内テストが考慮されるべきである。

## B．乾燥弱毒生水痘ワクチン

水痘生ワクチン（岡株）は日本で開発され、昭和50年代から慎重に検討を重ね昭和62年（1987年）に実用化された。当初は水痘に罹患すると致命的な合併症を併発する白血病・悪性腫瘍やネフローゼ症候群といったハイリスクの小児を対象に接種されていた。その後、健康小児への接種が一般化され、広く接種されてきているがまだ接種率は30%程度で、毎年の流行に影響を与えるまでには至っていない。アメリカなど多くの国々では定期接種化されている。

通常は生後 1 歳以上の小児および成人に 1 回接種される。副反応は健康小児や成人ではほとんどみられないが、ハイリスク者では接種後 14〜30 日に発熱を伴った丘疹や水疱性発疹が出ることがある（急性白血病で約 20%）。接種後の抗体獲得（IAHA 法、ELISA/IgG 法）は健康小児で 90〜95%に、白血病児でも 90%以上に認められる。しかし、他の生ワクチン（麻しん、風しん、ムンプス）と異なり咽喉局所での免疫産生が弱く、抗体獲得者の約 10〜20%に発症の報告がある。ほとんどが発熱もなく水疱形成もなく、2〜3 日で痂皮化し治癒する。2 次感染も兄弟間で報告されている程度であり、きわめて安全で有用性の高いワクチンである。

緊急接種（感染曝露後接種）では、患児に接触後 3 日（72 時間）以内に接種すれば約 80%で発病の防止や症状の軽減化が期待できる。しかし同居家族内での接触では、すでに 2〜3 日前には感染しているので診断当日には接種したい。治療薬である経口アシクロビル予防内服の発症予防効果が検討［40〜80 mg/kg/day（分 4）］され、良好な結果が得られているが保険適用はない。なお、高齢者への接種で細胞性免疫の増強が確認され、帯状疱疹予防にも期待されている[5)]。

ハイリスク者への接種基準について急性白血病を中心に示す[6)]。

**① 完全寛解後、少なくとも 3 ヵ月以上（通常は 6 ヵ月以上必要）経過していること。**

**② リンパ球数が 500/mm$^3$以上であること（800/mm$^3$以上が望ましい）。**

**③ 原則として遅延型皮膚過敏反応テスト（PPD、DNCB、PHA）が陽性に出ること。**

**④ 維持化学療法としての 6 MP 経口投与以外の薬剤は、接種前 6 日間、後 1 週間は中止すること。**

**⑤ 細胞性免疫の抑制が強い場合（強化療法や広範な放射線療法など）には免疫状態が回復するまで接種を避ける。**

その他、悪性固形腫瘍では摘出手術や化学療法によって腫瘍の増殖が抑制された状態で急性白血病に準じて接種する。急性骨髄性白血病や T 細胞白血病や悪性リンパ腫では副反応が出やすく、抗体価の上昇も悪いので勧めない。

ネフローゼ症候群や膠原病や重症気管支喘息では、寛解期に接種するのを原則とし、ステロイドを1 mg/kg/日以上使用しているときや他の免疫抑制薬を併用しているときは避ける。

## C. インフルエンザ HA ワクチン

平成6年の予防接種法の改正で、それまで定期接種に準じた扱いの臨時接種から任意接種になり、学校での集団接種が中止され接種率も極端に減少していたが、乳幼児で注目されたインフルエンザ脳症や、高齢者での重症化や老人施設などでの集団感染や死亡例などが報じられ、最近では接種率も回復してきている。さらに2001年から65歳以上（60歳以上のハイリスク者を含む）での定期接種2類に指定され、高齢者での平均接種率も50％に迫っている。

現行のHAワクチンには、A/H1N1（ソ連型）、A/H3N2（香港型）、B（山形系またはビクトリア系）が含まれている。WHOが毎年南・北半球向けのワクチン株3種を推奨し、各国が実情にあった株を選択している。このワクチンでは血中抗体価の上昇は得られるものの咽喉局所での免疫産生が弱く、感染直後の上気道でのウイルス増殖や周囲への伝播を阻止するのに不十分であり、感染発症や流行を防ぐための効果はあまり期待できない。しかしウイルス血症に対しては抗体が働き、発熱や咳および咽頭痛といったA型の臨床症状を軽減化する効果は認められている。そのため個人防衛のためには有用なワクチンである。発育鶏卵の漿尿膜でウイルスの増殖を行い精製・不活化しているが、卵白成分を完全には除去できず、卵アレルギー児に対しては皮内テストで確認後に慎重に接種すべきである。通常の副反応としては接種部位の腫脹や発赤が成人で10％程度にみられるも、小児ではほとんどみられない。ごくまれにGuillain-Barre症候群の報告もある。インフルエンザは高熱を伴うので熱性けいれん児は積極的に接種すべきである。

通常は、10月末から12月の初旬までに、約4週間（3〜6週間）の間隔で2回接種する。効果は4〜5ヵ月は持続すると考えられているが、若年成人での調査では、初年度2回接種すれば翌シーズンまで持続し、その後は1回の追加接種でも十分であった。毎年接種している年長児や成人では1回の接種でも、抗体価の持続が期待される。1回接種量は年齢で規定されており、1

歳未満で 0.1 ml、1〜6 歳未満で 0.2 ml、6〜13 歳未満で 0.3 ml を 2 回、13 歳以上は 0.5 ml で 1 回でも可とされている。アメリカでは 6 ヵ月以上 3 歳未満で 0.25 ml、3 歳以上で 0.5 ml を 1 回接種する。重度心身障害児施設での接種量（乳幼児を除く）は、体重 20 kg 未満で 0.3 ml、20〜30 kg で 0.4 ml、30 kg 以上で 0.5 ml が適正量と考えられている[7]。

積極的な接種対象者は、

① **ハイリスク者**：65 歳以上の人、老人ホームや慢性疾患施設の居住者、慢性の呼吸器疾患（喘息を含む）や循環器疾患や糖尿病などの基礎疾患のある人、長期のアスピリン療法中の人

② **ハイリスク者の周囲の者**：医師・看護師など医療従事者、高齢者施設の従業員やボランティア、ハイリスク者の家族

③ **希望者**：公共サービスの従業員、受験生、仕事や学校を休めない人

などである。個人防衛を主体にもっと積極的に考慮すべきワクチンである。なお日本では認められていないが、罹患時に有効な治療法がない妊婦（妊娠 4〜5 ヵ月以降）も、6 ヵ月から 23 ヵ月齢乳幼児とともに、アメリカでは積極的な接種対象（ハイリスク群）である。

## D．不活化 B 型肝炎ワクチン

酵母またはヒト肝細胞を用いた遺伝子組換えワクチン（rHB ワクチン）である。目的に応じて、垂直感染（母児感染）予防と水平感染（家族内や社会での感染）予防に分けられる。HBe 抗原陽性の母からの垂直感染予防には、出生直後の新生児（48 時間以内ですみやかに）と生後 2 ヵ月齢の乳児に、HBIG（HB グロブリン）を 1.0 ml（200 IU）大腿筋前外側または臀筋に筋注する。HB ワクチンは 2 ヵ月・3 ヵ月・5 ヵ月齢に 0.25 ml（5 μg）皮下接種する。母が HBe 抗原陰性・HBs 抗原陽性の場合には、2 回目の HBIG を省略することもある。垂直感染予防は保険適応がある。水平感染予防には、1 ヵ月間隔（アメリカでは 30 日間隔）で 2 回さらに 4〜6 ヵ月後に 1 回追加接種する。接種量は 10 歳以上 0.5 ml（10 μg）、10 歳未満 0.25 ml（5 μg）である。3 回接種後に抗体価の陽転を確認しておきたい。陽転すれば 5 年間以上有効である。成人での接種時痛以外、とくに副反応は心配ない。日本では医療関

係者以外では一般的でないが、海外では乳児期早期の定期接種であり、わが国でも小児に対して一般接種の必要性が検討されてきている。

## E．不活化 A 型肝炎ワクチン

サル腎細胞培養不活化凍結乾燥ワクチンで、アジュバントやチメロサールも含まず副作用の心配のない安全なワクチンであり、16 歳以上で接種が認可されている。15 歳以下の小児では現時点での認可はないが安全かつ有効なワクチンであり、家族と相談して接種することは可能である。接種量は検討中であるが成人と同量で差し支えない。2〜4 週間隔で 2 回さらに 4〜6 ヵ月後に 1 回追加する。接種量は 0.5 ml で、3 回接種後 5〜10 年間有効である。日本人の抗体保有率は 60 歳代以上では約 80％以上と高率であるが、50 歳代より若い世代は急に減少しほとんど免疫を持っていない[8)]。衛生状況の悪い海外での生活では、生水や不十分な加熱調理された魚介類への対処とワクチン接種が必要である。

## F．乾燥組織培養不活化狂犬病ワクチン

ニワトリ胚細胞培養不活化凍結乾燥ワクチンで、チメロサールは含まないがゼラチンを含有している。ゼラチンおよび卵アレルギー児では慎重に接種する。副反応として成人の 5％程度に局所の腫脹が、小児では約 10％に接種当日に高熱がみられることがあるが 24 時間以内に軽快する[9)]のでとくに心配はない。

感染した犬やコウモリなど哺乳類に咬まれたら、当日を 0 日として 0・3・7・14・30 日後および 90 日後に 1.0 ml を皮下接種する。予防的に 2〜3 回接種してあっても咬傷後にはすみやかに 5 回の接種が必要である。途上国でも生活圏が都市部であれば予防的な接種は不要と思われるが、ワクチンが入手しにくい国・地域へ渡航する際には必要である。

## G．23 価肺炎球菌多糖体ワクチン

1988 年からメルク社製のワクチンが輸入され、高齢者を中心に脾臓摘出した 2 歳以上小児を対象に接種されている。2001 年からのインフルエンザワクチンの 2 類定期接種化に伴い、高齢者の希望者が急激に増えてきている。両ワクチンを併用すると肺炎球菌性肺炎や菌血症の発生が減少し、入院や死亡率を改善するといわれている[10)]。市中で分離される肺炎球菌の約 80％に有効とされ、近年増加傾向の多剤耐性菌にも有効と考えられている。1 回 0.5 ml の接種で 5 年間以上の効果が期待されている。わが国では再接種は認められていないが、米国のように 5 年後の再接種が検討されている。2 歳以上の脾臓摘出者への接種は保険適用が認められている。

約 10～20％に局所の発赤・腫脹がみられるが重篤な副作用の報告はない。

## まとめ

わが国の予防接種は、種類・接種回数とも諸外国に比べて極端に少ない。また接種開始年齢も遅く、1 本ずつの単独接種が中心で混合ワクチンも DPT/DT のみである。日本の任意接種ワクチンの多くは諸外国では定期接種として乳幼児期にきちんと接種されている。とくにアメリカでは、ムンプスワクチン・水痘ワクチン・B 型肝炎ワクチン・A 型肝炎ワクチン・肺炎球菌ワクチン（PCV7）は定期接種である。これらのワクチンは日本でも一般的に接種されてもよいワクチンである。とくに B 型肝炎ワクチンは生後すぐに接種すべきワクチンであり、水平感染の危険が日本でも増えてきており早急な対策が必要である。ムンプスは MMR ワクチンとしての再開および水痘ワクチンも小児や成人にとっても大切なワクチンであり、早い時期の定期接種化が望まれる。また、日本の定期接種は義務教育期間にのみ設定されており、海外のように成人での追加接種が計画されていない。破傷風（DT/DPT）や日本脳炎ワクチンは、5 回まで完了していてもせいぜい 10 年間しか有効ではない。国内で生活しているならよいが、東南アジアなど流行地域へ出かけるときは任意接種で追加しておくべきである。予防接種は子どもだけのものではない。成人でも海外戦略の一環として総合的に判断し、海外渡航に際して

は数種類のワクチンを同時接種するなど要領よく計画することが大切である[11]。

不幸にして任意接種ワクチンによる副作用（健康被害）が生じた場合は予防接種法による救済処置の対象とはならないが,「医薬品副作用被害救済・研究振興調査機構」により救済される。

## 文　献

1）宮津光伸，他：ムンプスワクチンとその問題．小児科診療 56：2093-2101，1993.

2）麻生幸三郎，他：流行性耳下腺炎罹患阻止指標としての血清抗体価．環境感染 20：91-98, 2005.

3）高橋義博，他：高頻度に髄膜炎をおこし占部ワクチン株との異同が問題となったムンプスウイルス株（大館株）の臨床的検討．臨床とウイルス 24：305-310，1996.

4）永井崇雄，他：ムンプスワクチン．小児科診療 67：116-121，2004.

5）Takahashi M, et al：Enhancement immunity against VZV by giving live varicella vaccine to the elderly assessed by VZV skin test and IAHA, gpELISA antibody assay. Vaccine 21：3845-3853, 2003.

6）木村三生夫，他：予防接種の手びき．第 8 版，近代出版，pp287-290，東京，2001.

7）小倉英郎，他：重症心身障害児（者）に対するインフルエンザワクチン接種量に関する検討．安全なワクチン確保とその接種方法に関する総合的研究，平成 15 年度研究報告書：260-263，2004.

8）米山徹夫，他：A 型肝炎―我が国の最近の A 型肝炎の発生動向を中心に：臨床とウイルス 32：149-155，2004.

9）宮津光伸：狂犬病ワクチンの副反応について．安全なワクチン確保とその接種方法に関する総合的研究，平成 13 年度研究報告書：146，2002.

10）Hedlund B, et al：Effect of large-scale intervention with influenza and 23-valent pneumococcal vaccines in elderly people：a 1-year follow-up. Vaccine 21：3906-3911, 2003.

11）宮津光伸：海外渡航時に必要な予防接種の考え方，小児科 46：593-604，2005.

（宮津光伸）

第 4 章

# 予防接種の問題点

## Ⅱ．実地医家からみた現行予防接種の問題点

予防接種はその必要性を認識し、副反応についても十分情報を得たうえで、かかりつけの医師と相談して接種計画をたて、かかりつけ医のところで個別に接種してもらう。このように改正され 10 年になる。

現行の予防接種では、被接種者が予防接種の必要性をしっかり理解することが、予防接種を受ける大前提になっている。そして、全国多くの市町村の考える予防接種の教育とは、小冊子「予防接種と子どもの健康」を各家庭にもれなく届けることのようである。

また、かかりつけ医をサポートする体制もまったく未整備のままである。各地域、少なくとも 2 次医療圏には 1 ヵ所以上の予防接種センターがなくては、現行の予防接種を継続していくのは困難だと感じている。

アメリカで麻しんが流行すると、その火種は日本人だろうといわれるくらい、日本の麻しん対策は抜けていることで有名になっている。麻しん、風しん、ポリオのようにこの地球上から根絶しようとしている病気に対して、国際的にその対応が非難されるようでは小児科医として肩身が狭い。これからの予防接種の対応は、当然世界を視野において考えねばならない。

現行予防接種の問題点、第 1 は予防接種教育のあり方、早急に大改革を行う必要があると考えている。第 2 は予防接種センター構想。第 3 に国際的な視野でみたときの問題点をあげてみたい。

# A．予防接種教育のあり方

平成15年11月ガイドラインが改訂された。相変わらず医師は予診を尽くすために最大限の努力をすべしと書かれている。そして、どの予防接種の予診票でも第1項目は、「今日これから受ける予防接種について、説明書を読みましたか」という意の設問がある。さらにガイドラインには、そこで「はい」と答えても、ほんとうにその必要性を理解しているか、確認してから接種しなさいとしている。そして、理解していない人には小冊子「予防接種と子どもの健康」を用意しておき、接種前に読んでもらいなさいとしている。ここまでやれば、十分理解してもらえるでしょうといいたいが、しかし、この小冊子を短時間にさらっと読むだけでは、十分理解ができるように編集されているとは思えない。

これだけ被接種者に必要性をしっかり理解してもらったうえで、予防接種を展開する構想であるならば、学校教育の中にその主旨を盛り込み、学生時代にある程度の理解を形成しなければならない。そして、また必要な時期に再教育をするシステムを作るような構えでなければできないと思われる。この点は、予診を尽くすための大前提であるだけに、しっかりした体制を築いていただきたい。

教育の内容でもう少し強調すべきものに、麻しんや風しん、ポリオのように、地球上からこれらの感染症を根絶しようとしている疾患がある。これらについては、世界中の人々がみんな協力して95%以上の人々が、予防接種を受ければ根絶できるとされている。そして、その目標に向かって世界中で取り組んでいるのである。この状況を日本人がしっかり理解すれば、麻しん、風しん、ポリオなどの予防接種はもっと積極的に受けるものと考えている。

したがって、予防接種の教育では何のために接種するのか、その効果はどのようなもので、何年後にどのような点をチェックするとその評価ができるのか、すべて具体的に目的、効用、副反応そして結果および評価を、明解に示さなければならない。

同時多種ワクチン接種を積極的に勧め、もっともっと簡単な接種計画で実施でき、接種率をより高いところに維持したい。

JCLS 88002-481

## B．予防接種センター構想

予防接種の必要性を、その地域のデータ（接種率、感染症情報など）を基に教材を作り、教育も行える場。地域、日本、そして世界の感染症情報や予防接種情報がプールされており、必要なときにはいつでも情報を提供してもらえる機能と人材を備えた施設。ハイリスク児への予防接種も安全に対応できる場。さらには、この地域の予防接種戦略（プログラム）を決めていく場、このような場が少なくとも2次医療圏に1ヵ所以上なくては、現行の予防接種の質を落とさずに継続することはできないと考えている。

このようなセンターがなければ、その地域にほんとうに必要な予防接種計画が立てられないし、これまでの効果判定（評価）も正確にはできない。早急に整備されなければと考えているのである。

## C．日本の予防接種を国際的にみてみよう

先進国では、麻しん、風しん、流行性耳下腺炎、ポリオはすでにほぼ根絶している。なぜまだワクチン接種が必要なのかと市民は質問する。答えは、いまだに周りの後進国からこれらの感染症が入ってくるので、まだ接種が必要なのであると答えている。そしてアメリカでは麻しんの輸出国として日本はもっとも有名なのである。

麻しん、風しんそれに結核、現状ではまだまだ日本は先進国の仲間に入れない。これからわが国の接種率が上がっても（95％に達しない限り）、麻しんも風しんもますます2回接種が必要だと思われる。結核に関しては、もっともっとハイリスク対策を充実させ、一般の乳児はBCGの接種対象から外すべきと考えている。

### まとめ

現行の予防接種は、しっかり健康教育を徹底させれば、すばらしい成果を生み出すと思う。しかし、現実にはその教育のシステムができてないし、そ

の教材作りにも本腰が入っていない。

　そこで提案ですが、これから地域の予防接種センター構想を作り上げ、予防接種の基本情報（接種率、副反応情報、感染症情報など）をしっかりプールし、それらのデータを基に地域での予防接種の正しい評価をしてみよう。これが地域の住民には、もっともわかりやすい教材となるはずである。

（遠藤郁夫）

第 4 章

# 予防接種の問題点

# Ⅲ．予防接種相互乗り入れと予防接種料金

## A．予防接種相互乗り入れ

平成 6 年に行われた予防接種法改正の背景には、健康被害への対策を検討することがあった。そのために、被接種者の体質をよく知り、ふだんの健康状態や当日の体調を的確に判断できるかかりつけ医による個別接種を基本とすることが確認されたはずである。

交通機関が発達し、居住する市町村以外の地域にかかりつけ医を持つ家庭も多い現在において、市町村の壁を越えた予防接種、つまり予防接種相互乗り入れが必要になっていることは誰もが認めている。平成 15 年度までに 14 の県で相互乗り入れが実現しており、そのうちの 7 県は平成 15 年度に開始されたものである。また、平成 16 年 8 月現在で相互乗り入れを実施しているのが 18 県、確定 2 府県、検討中 22 都府県、予定なし 7 道県であると、平成 16 年度の日本医師会乳幼児保健講習会で報告された（図 35）[1]。世の中の趨勢は確実に予防接種の広域化に動いている。

しかし、問題を抱えて実施に踏み切れない都道府県もまだ多く、すでに実施している県においても参加していない市町村があるなど、支障がまったくないわけではない。このあたりの問題点を本稿では考えてみたい。

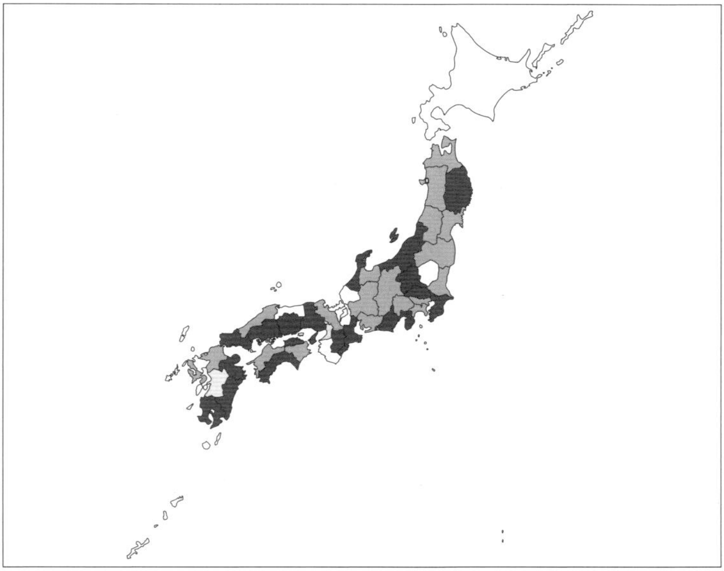

**図 35　予防接種相互乗り入れ実施状況**

| | | |
|---|---|---|
| ■ | 実施 | 18 県 |
| □ | 予定 | 2 府県 （大阪、熊本） |
| ▨ | 検討中 | 20 都道府県 |
| □ | 検討なし | 7 道県 |

## 1．個人的な経験

私がクリニックを開いている小田原市はポリオを除くすべての予防接種が個別化されており、同じ医師会である箱根、湯河原、真鶴の 3 町と完全な相互乗り入れをしている。また、隣接する南足柄市とも医師会を通じてポリオ、BCG を除く予防接種について乗り入れが実現している。隣接した医師会に属する 5 町とは相互乗り入れはなく、個別に各町と契約を結んでいる。依頼書などは必要なく、いずれもワクチン代込みの料金設定がほぼ同額であるため、かかりつけの患者については何も問題なく運営できている。毎年契約書の更新が必要ではあるが、手続きはきわめて簡単である。契約している市町の BCG が個別化されれば、予防接種を進めるうえで計画が立てやすいと感じること、里帰りしている子どもの予防接種が行えれば受診者にとって便利であることが要望としてあるくらいである。

また、医師会内の問題としては、県境を挟んだ静岡県熱海市の一部の地区の医療圏がほぼ湯河原町と重なっているにもかかわらず、相互乗り入れが実現しないということがある。住民のために解決に向けて話合いを行っているが、ここには行政だけの問題ではなく、お互いの医師会の思惑もあり決着がついていない。患者が移動することによる経営的な問題、予防接種の相互乗り入れを開始すると乳幼児健診や成人検診へ問題が波及することへの懸念などがその理由の１つである。

## ２．相互乗り入れのために必要な条件

方法論の模範解答は「依頼書なし」「接種料金の統一」「請求事務は外部委託」「契約は県と県医師会」と述べられている[2)]。これらが実現すれば理想的な相互乗り入れが実現するが、実際には問題が多い。

「依頼書なし」は相互乗り入れが利用しやすい制度になるために最低限必要な条件である。依頼書が必要となると、受診者は依頼書を行政の窓口に提出するという手間がかかることになる。面倒であるということがまず大きな障壁になる。また、聞くところによると、行政の窓口で事務量や手数料を減らすために、担当者が依頼書の発行を妨害するような対応をすることがあるという。行政が相互乗り入れの必要性を理解していればこのようなことはないのだが、しぶしぶ相互乗り入れを認めるという考えがあると、軋轢が生じる可能性がある。依頼書が必要なければ、各医療機関に問診表を配付しておくだけで接種が可能となる。相互乗り入れ導入のために最初は「依頼書あり」を受け入れざるをえないこともあるであろうが、最終的には小児科医は「依頼書なし」を追及すべきである。

「接種料金の統一」はもっとも大きな問題で、簡単には実現しない。しかし料金を統一できている県もあり不可能なことではない。統一できなければ、被接種者の居住地の料金で行うことが一般的であり、多くの県はこの方法をとっている。集団接種が残る地区については、集団で行っているものについても個別の価格を設定するということで解決がなされている。また、ワクチンが行政から現物給付されている地域では、ワクチン代込みの料金を設定しておけば、ワクチンの供給に関する問題は解決できる。

予防接種料金の設定については市町村によってかなりの隔たりがあることも事実である。医師会として予防接種に積極的に取り組み、精度管理や予防

接種教育を真剣に行う見返りに高い料金設定を獲得しているところでは、他の市町村の安い料金で接種をすることは納得できないという意見が医師会の側から出てくるのも当然である。このことを解決するためには、県内の予防接種に関する医療レベルを一定線まで持ち上げ、どこでも同じようなレベルの医療が受けられるような体制づくりが必要である。それによって料金統一への道も拓かれるであろう。各地区の小児科医会の果たすべき役割は大きい。

全県下での相互乗り入れを実現するためには、各市町村と委託契約を結ぶ必要性から都道府県医師会を核とした委託契約の成立が必要である。実際に相互乗り入れが実現されている県の大部分は県医師会を中心に契約が結ばれている。県医師会が中心になると、請求と支払いにかかわる事務を県単位で行う必要があり、膨大な事務をどこが行うかという問題も発生する。高知県では国保連合会が事務処理を行っているが、このように外部委託も１つの方法である。多くの県では県医師会がこの業務を行っているが、県医師会にとってメリットのある業務でないと継続は難しいのではないかと思われる。事務処理で発生する費用は、予防接種の責任者である行政が当然支払うべきものである。

いずれにしても、新予防接種法の精神に基づき、子どもの健康を一番に考えることが、予防接種相互乗り入れを進める原動力であろう。

## B．予防接種料金の設定

予防接種料金がどのように決められているかは地域によって異なる。神奈川県では横浜、川崎の政令指定都市を除いた地域では表 41 のような形で決まっているが、このような積算体系をとっているところが多いのではないかと思われる。初診料、技術料、注射液代は当然の経費であるが、行政への請求の手数料、文書料は正当に評価されているであろうか。予防接種を行う義務は市町村に課せられているわけであり、医療側はそれを請け負っているという現実をしっかりと認識し、料金の交渉に臨むべきである。予防接種料金がこれらの最低料金を下回る額で決められている自治体もあり、これらの地区では医師会として料金に関する検討を行う必要があると考える。まず、積算根拠をきちんと示すことから始めなくてはならないであろう。

表 41　予防接種料金の内訳

| | |
|---|---|
| 初診料 | |
| 3 歳未満 | 初診料＋乳幼児加算＋育児栄養指導加算 |
| 3 歳以上～6 歳未満 | 初診料＋乳幼児加算 |
| 6 歳以上 | 初診料 |
| 技術料 | |
| 生物学的製剤注射加算 | |
| 皮下・筋肉内注射料 | |
| ワクチン代 | |
| ワクチン代 | |
| ロス代（20%） | |
| 管理料（麻しんのみ） | |

3 歳未満に育児栄養指導加算が必要かという意見もあるだろうが、私たちは予防接種を行うだけではなく、その機会を利用して育児相談や育児支援も行っているわけであり、費用に含める理由はあると私は考えている。

また、実際の接種ばかりでなく、小児科医は予防接種のためにさまざまな仕事を課されている。小田原市では毎年予防接種に関する講演会を行っているが、実施主体が行政にあるとすれば、これは本来は行政が行うべき仕事であろう。私たちが日常の一般外来の中で行っている患者への予防接種教育、自ら行っている予防接種に関する勉強をも行政は評価し、予防接種料金の中にその報酬を組み入れてほしいものである。

さまざまな口実のもとに予防接種料金が削減されていく傾向があるが、市町村の財政が苦しいという理由だけで、私たち小児科医はそれを受け入れてよいのだろうか。小児科は小児人口の減少や重症感染症の激減によって、どこのクリニックも経営が苦しくなっている。日本医師会の平成 16 年度母子保健講習会で日本小児科医会の松平理事が講演したように、「カゼひき医者」から「子育て医者」への転換が日本の小児科医には求められている。小児科医を救うため、ひいては日本の子どもたちにより良い環境を提供するためには、予防接種や健診の評価を上げるしかないのである。私たちが予防接種料金が下がらないよう死守することは、これからの小児科医の存亡をかけた戦いといっても過言ではない。

## C．予防接種の医療保険への組み入れ

以上の問題を一気に解決する方法が1つある。それは予防接種の給付を医療保険に組み込むことである。これによって価格は統一され、全国どこでも同一料金で予防接種を行うことが可能となる。もちろん全額を公費負担とすることにより、一部の地域で残っている予防接種料金の一部個人負担をもなくすことができる。予防接種の医療保険への組み入れは日本小児科医会で検討を進めているが、導入に伴う問題点を考えてみたい。

すべての予防接種を医療保険の対象とするためには、ポリオなど集団接種で行われることが多いものを個別化することが必要である。これに関しては BCG のツ反がなくなり、不活化ポリオワクチンの導入も近づいており、完全個別化にしやすい状況ができつつあると思われる。

現在予防接種を担当する医師は、手を上げた医師のみ、小児科医のみ、予防接種に関して講習を受けた医師のみというように、市町村と契約するにあたり縛りを設けている地区が多いが、医療保険に組み込むと制度上は医師なら誰でも接種できるという状況が発生する。これをどのように調整するかという問題が出てくる。誰でも接種できるということになれば、予防接種の質を維持するのが難しくなる可能性があり、また小児医療を守るというもっとも大切な目的にも陰が差す可能性がある。登録制にして接種できる医師の資格を決めることが必要になるが、誰に資格を与えるかがもっとも大きな問題となってくる。小児科医のいない地区の問題、子どもの診療を行っている小児科以外の診療科の医師の問題など課題は多く、小児科専門医だけに資格を与えることは難しそうである。

予防接種の勧奨と接種状況の把握をどのように行うかという問題も生じる。また、接種年齢の間違い、期限切れワクチンの使用など精度管理に関する業務をどうするか、健康被害への対応をどうするかという問題もある。これらについては今までどおり行政が責任を持ち、医師会と協力して行えば実施可能であると思われる。接種率を落とさず、安全な予防接種を続けることが不可欠である。

財源は、現在予防接種に使われている財源を保険に投入すれば不足するこ

とはない。行政から委託されている事業なのに、自由診療として消費税がかかるという問題も、医療保険への組み入れによって解決されることになる。

ほかにも細かい問題はたくさんあるだろうが、危機に瀕している小児医療を救うための方策として、予防接種の医療保険への組入れは十分検討する価値があるものと考えている。

## 文　献

1）東保裕の介．平成 16 年度乳幼児保健講習会抄録 p32，2005.

2）東保裕の介．小児内科 36：p388-391，2004.

（横田　俊一郎）

第 4 章

# 予防接種の問題点

## IV．マスコミと予防接種

予防接種は重篤になりうる感染症から子どもを守ることが目的であり、小児医療において重要な位置を占める。小児医療の対象は子どもであるが、医療を受けるにあたっての意思決定を行うのは親であり、親が自分の知識をもとに構成した意識にしたがって子どもの受療行動を決めている。予防接種に関しても同様であり、子どもが自らの意思で予防接種を受けにくることはない。親がわが子の健康状態、予防接種についての知識、家族の都合などを勘案して「予防接種を受けよう」あるいは「予防接種を受けまい」と意思決定している。

子どもの健康状態や家族の都合など、個別の事情といえる要素については他人がかかわる部分は少ないが、予防接種の知識については誰がどのようにどのような情報を与えるかという第３者による影響が大きい。予防接種の対象者は０歳児も多く、生まれて初めて受ける医療行為が予防接種である可能性もある。乳児期早期はまだ風邪などで医療機関を受診することも少なく、かかりつけ医が決まっていないこともある。保護者が予防接種について考えようとしたとき、小児科医などの身近な医療関係者よりもテレビ、新聞、育児雑誌などマスコミから得られる情報の影響力は大きい。予防接種は行政的医療行為であり、予防接種業務を委託されている都道府県や市町村も母子健康手帳や小冊子「予防接種と子どもの健康」などを通して予防接種についての情報提供に努めている。しかし、親しみやすさ、注目度、目に触れる頻度などの点において行政からの情報はマスメディアに対して明らかに劣っている。マスコミが予防接種に与える影響について検証し、予防接種を担当する医師としてどのような対応が必要かを検討するべきである。

## A. 明らかな誤報について

新聞や雑誌は記者が取材をもとに記事を書いている。取材源がどこであったかを秘匿とすること自体は取材源の保護の観点から納得できるが、信頼性を欠いた報道がなされると、いったい誰が情報を提供したのか、その情報の信頼性を記者が検証したのかを疑いたくなる。記者は誤報ではなかったと主張するであろうが、マスコミが結果として間違った知識を読者、視聴者に与えることの弊害は大きい。

図36に、2002年4月19日の読売新聞（東京版）の記事を引用する。記事の一部のみを抜き書きすると記事全体としての主張が損なわれるので、全文を呈示する。後半の解説は署名記事であり、原文では政治部の記者の名前が記されている。つまり、この問題は医療的な要素を含んでいるが政治部が扱う記事であった。この報道を受けて、当時の坂口厚生労働大臣は閣議後に以下のような記者会見を行っている。

（厚生労働省のホームページ閣議後記者会見概要より）

（H14.04.19（金）8：49～9：06 厚生労働省記者会見場）

（記者）

ポリオの生ワクチン接種をして、来年から不活化のワクチンに切り替えるという報道があるのですけれども、これについて何か。

（大臣）

まだそこまでいえるかどうかですけれども、確かに生ワクチンでですね、生ワクチンのいわゆる2次感染というのでしょうかね、家族等の中に非常に数は少ないのですけれども、あることは事実でございます。

＜途中略＞不活性化しましたワクチンを使用するということは十分検討に値するというふうに思っております。近いうちに決定したいというふうに思いますが、できれば私個人としましてはそうして欲しいと思っております。そういう状況でございます。

（記者）

その決定は何か専門家の審議の場で決まるということでしょうか。

ポリオ生ワクチン中止　「不活化」接種に転換　来年度にも/厚生労働省

◆強毒化による感染根絶

ワクチン接種による感染の危険があるポリオ（急性灰白髄炎＝小児まひ）について、厚生労働省は18日、1964年から続けてきた生きたウイルスを使った「生ワクチン」接種による予防施策を改め、ウイルスを殺して有効成分だけを残したより安全な「不活化ワクチン」接種に全面的に切り替える方針を固めた。専門家の意見も聞いたうえで、早ければ来年度からの実施を目指す。

国内では、自然界に存在するウイルス（野生株）での感染例は80年を最後に報告されていないが、ワクチン化したウイルス（ワクチン株）による感染例は、同年以降も18例報告されている。同省では、生ワクチンを使用し続ける限りポリオ根絶は達成できないと判断、“薬害ポリオ”対策に乗り出す。

日本では64年から生ワクチンの予防接種が続いてきた。現在も年間120万人への接種が続いている。

海外では、米国、カナダ、フランス、ドイツなど主な先進国では不活化ワクチンを使用。中国、インド、ブラジルなどが生ワクチンでポリオを予防している。

経口接種の生ワクチンは注射接種の不活化ワクチンに対し、〈1〉乳幼児への投与が楽にできる〈2〉予防効果が高く、接種回数も少なくて済む〈3〉費用が安い――などの利点がある。

一方、400万回の接種に1回の割合で、体内で突然変異を起こして強毒化したウイルスによるポリオ患者が発生。580万回に1回の割合で接種した乳幼児の便などを介して家族らが2次感染する危険がある。国立感染症研究所の宮村達男・ウイルス第2部長らのまとめによると、国内では1980年以降、ワクチン株による感染者が18人（生後4ヵ月―37歳）いる。うち8人はワクチン接種歴がなく、ワクチン接種者からの2次感染だった。

野生株の駆逐に成功した厚労省は、生ワクチンを不活化ワクチンに一斉に切り替えることで、これらワクチン株による感染も防ぎ、真のポリオ根絶を目指す。

＜解説＞

ポリオ生ワクチン中止　「不活化」に切り替え　薬害防止へ大きな一歩

厚生労働省が、ポリオの予防接種を「生ワクチン」から「不活化ワクチン」に切り替える方針を固めたのは、「不活化」は“薬害ポリオ”の感染リスクがきわめて低いことが最大の理由だ。米国やドイツなどの先進国では「不活化」が主流となっている。日本で38年間続けられてきた「生」からの転換は、すでに国内から駆逐された野生株感染に続き、将来の薬害被害を未然に防ぐ意味で大きな一歩となる。

しかし、今回の政策転換でも、ポリオの2次感染による過去の被害者の救済制度が未整備な点が課題として残された。現行の予防接種法は、予防接種でポリオに感染した被害者に対し、通院・入院費の補助などを行うと定めているが、対象は1次感染者だけだ。

血液製剤によるC型肝炎やヒト乾燥硬膜が原因の薬害ヤコブ病を教訓に、同省は、血液製剤などによる薬害被害者や2次感染者の救済制度を導入する方針を決めている。だが、ポリオの2次感染者の救済は想定に入っていない。

1970年以降、日本では36人のワクチン株感染者が発生、うち16人は2次感染者だった。同省幹部は「2次感染者は少数で、予防接種が義務付けられていた94年以前にワクチンを接種していれば防げたはず」ともいう。

とはいえ、こうした患者に対する救済制度がないままでは、真のポリオ対策とはいい難く、早急な対策が求められる。

**図36　平成14年4月19日（金）　読売新聞朝刊より**

（大臣）

いろいろの感染症等の審議会もございますから、一応そこでご議論はいただかなければならないというふうに思いますが、その場所へそういうふうにかけるということのお諮りをするということの決定をまずしなければならないというふうに思います。

＜以下、省略＞

（厚生労働省ホームページ

http://www.mhlw.go.jp/kaiken/daijin/2002/04/k0419.html 参照）

この記者会見にあるように「ポリオワクチンが不活化になる」という 4 月 19 日の読売新聞朝刊の報道が先行して、それを受けて大臣の記者会見が行われている。読売以外の他紙では、この記者会見について、表 42 に示すように同じ 19 日の夕刊に関連記事を掲載している。

これらの一連の記事は、明らかにポリオ不活化ワクチンの普及が決定したように読み取れる記事である。しかし、ポリオ不活化ワクチンは 2005 年 7 月の段階でもまだ治験が終了しておらず、日本国内における実用化の目処はたっていない。ポリオ不活化ワクチンの導入の実現性が相当低いものであったということは当時でもすぐに検証できたと思われるが、主要全国紙が「ポリオ生ワクチン中止」という内容で一斉に報道した。この報道があったのは 4 月であり、この時期はどの地域でも春の集団接種が始まる時期と一致しているために多くの保護者に混乱を招いた。

「ポリオの予防接種は中止になるのですか」「いずれ安全なワクチンが出るのだったら、今回の生ワクチンは接種しない方がよいですか」「ポリオの予防接種は副反応が強いのですか」このような疑問を保護者が抱いたとしても不思議はない。疑問を抱いてかかりつけの小児科医などの接種担当者に相談してくれるのならまだ訂正の方法もあるが、「ポリオワクチンによって薬害が発生する恐れがあり、やがてその危険性のない不活化ワクチンが登場するのなら、とりあえず今の生ワクチンは接種を見合わせよう」という意志にしたがって来院することなく子どもの接種を保護者が拒否した場合には、訂正のための介入も接種担当者としてはままならない。

これらの対応に追われるのは接種を担当している市井の小児科医などであり、マスコミは面倒をみてはくれない。このような記事には訂正記事が出る

表42　ポリオ不活化ワクチンについての記事（タイトルのみ）

| 新聞社 | タイトル |
|---|---|
| 朝日新聞（東京版） | 生ワクチン中止もポリオ接種で厚労相意向 |
| 毎日新聞（大阪版） | ポリオ問題「生ワクチン」中止の方針<br>感染防止、「不活化」に―坂口力厚生労働相 |
| 毎日新聞（東京版） | ポリオの予防接種、「生ワクチン」中止――坂口厚労相が方針 |

ことはほとんどなく、またあったとしてもその扱いは元の原稿量に比べると明らかに少ない。ほとんど見落としそうな体裁の記事である。ひとたび保護者が獲得してしまった「ポリオの生ワクチンは危険かもしれない」という不安を解消するに十分な訂正報道がされることはない。現場の医師としては一度刷り込まれてしまった保護者の意識を変えることに苦慮する。

この報道は、情報源が発した情報が誤っていたにもかかわらずそのまま報道された事例である。結果的には誤った情報であっても、意図的に誤った情報を提供したわけではなく、十分な取材に基づいているということでマスコミ各社は誤報と認めないであろうが、これは情報の垂れ流しであり、無責任なマスコミに猛省を望むところである。

また、誤った情報がひとたび報道されてしまった際の善後策としては、小児科学会、小児科医会、小児保健協会などの小児科関連の団体や、国立感染症研究所などのような公的団体が、保護者に呈示できるような正しい情報を視覚的に訴えられる資料とともに、ただちに接種担当医や保護者に配付できるような体制を整えておくことが望ましい。最近はインターネットなどを利用することでより早く、確実に予防接種担当医師に資料や情報を届けることができる。接種担当医もマスコミに踊らされることなく、正確で確実な情報をもとに冷静な対応をすることが望まれる。

## B．因果関係が曖昧な情報の呈示

明らかに間違っているとはいえないが、読者や視聴者が誤解をする可能性が大きい報道がある。穿った見方をすれば、誤解を招くことを意図しているのではないかと思えることもある。これも十分な検証を経ることなく、情報

読売新聞

# 「新三種」接種の男児死ぬ

## 66日目、無菌性髄膜炎後に

豊中

昨年四月から導入された麻しん（はしか）、おたふくかぜ、風しんの新三種混合（ＭＭＲ）ワクチンの接種を十月に受けた大阪府下の一歳七ヵ月の男の子が、無菌性髄膜炎にかかり、接種後六十六日目に亡くなっていることが、五日までに明らかになった。これまでの調査ではワクチンとの直接的な因果関係は、はっきり裏付けられていないが、同ワクチン接種後の無菌性髄膜炎の発生率が予想外に高いことが問題になっており、全国で初めての死亡ケースだけに新たな論議を呼びそうだ。

この男の子は、大阪府豊中市に住む三十四歳と二十九歳の夫婦の長男。大阪府保健予防課の話によると、昨年十月二十五日、自宅近くの診療所でＭＭＲワクチンを接種、その後、おう吐、発熱を引き起こし、同診療所の紹介で、十一月十七日、近隣の市の公立病院に入院、無菌性髄膜炎と診断された。翌月八日に軽快退院したものの、二日後に下痢、おう吐などの症状を起こして、再び受診。さらに二十七日に四十度近い高熱を出し、同病院の救急外来で診てもらったがよくならず、二十八日に再入院、翌二十九日午前五時五十四分に死亡した。病院による死亡診断名は「急性脳症による急性心不全」だった。

豊中市では、父親から医療費などを請求する申請書が出されたのにともない、二月二十日、カルテなどの資料を集め、予防接種健康被害調査委員会を開いている。

死因について同病院の小児科部長は「髄液の検査からは、おたふくかぜウイルスは分離されなかった。胸からインフルエンザウイルスが発見されており、これが直接の死亡原因ではないか」と話している。

医療関係者の話を総合すると今回のケースでは、おたふくかぜウイルスがたまたま分離されなかったのか、全くワクチンとは無関係なのか判断が難しく、インフルエンザによって脳症を起こしたとしても、容体の変化が急激すぎるなど疑問点は残る。

厚生省の調査によると、昨年四月から十月末までに、ＭＭＲワクチンを接種した一―六歳の子供は全国で約六十三万人。接種後、無菌性髄膜炎と診断されたのは三百十一人で、予後は大体いいが、脳セキ髄膜炎およびセキ髄炎による下肢弛緩性麻痺（まひ）と診断された子供がそれぞれ一人と、聴力障害、顔面神経麻痺を起こしている例が各一例報告されている。

同省では昨年十月二十五日、各都道府県に「当分の間、接種は慎重に行うように」と通知を出した。さらに十二月二十日には、公衆衛生審議会伝染病予防部会を開き「保護者から申し出のあった場合に限り、使用することが適当」と意見をまとめている。

しかし、大阪府吹田市や摂津市など一部の市町村ではこの三月から、事実上、ワクチンの接種を再開している。

### 「因果関係検討する」　厚生省

厚生省の曽我紘一・結核・感染症対策室長の話「死亡の報告は受けているが、豊中市から詳しい検査結果がまだ届いていないので、いまは何とも言えない。ワクチンの接種と死亡の時期が、たまたま近かったのか、因果関係があったのか、十分に調べて検討したい」

**図37　1990年（平成2年）4月6日読売新聞**

**表 43 MMR 接種度死亡例の経過**

| | | |
|---|---|---|
| 1989 年（平成元年） | 10.25 | MMR の接種を受ける |
| | 11.17 | 嘔吐、発熱あり<br>無菌性髄膜炎の診断で入院 |
| | 12.8 | 軽快退院 |
| | 12.10 | 下痢、嘔吐あり |
| | 12.27 | およそ 40℃の発熱 |
| | 12.28 | 再入院 |
| | 12.29 | 死亡<br>剖検でインフルエンザウイルス検出 |

1990 年（平成 2 年）4 月 6 日大阪読売新聞ならびに大阪地裁判決文より

が提供されている点においては誤報に近いが、報道を構成する 1 つ 1 つの情報が間違っていないために、むしろ対応しにくいことがある。特に予防接種の副反応に関する報道にはこの類のものが多い。

図 37 に、1990 年（平成 2 年）4 月 6 日読売新聞の記事を引用する。タイトルに「『新 3 種』接種の男児死ぬ」と記載があり、副題に「66 日目、無菌性髄膜炎後に」とある。ここでいう「新 3 種」とは平成元年に導入された後、無菌性髄膜炎の副反応が原因で平成 5 年に接種見合わせとなった MMR ワクチン（麻しん、風しん、ムンプスの混合生ワクチン）のことである。このタイトルだけをみれば、「子どもが予防接種を受けて髄膜炎になって死亡した」と読むことができる。この記事によると時間的経過としては確かに予防接種を受けて髄膜炎になり、その後死亡しているが、因果関係があったかという点については疑問が多い。この症例については、大阪高等裁判所で死亡とワクチンとの因果関係を国と係争中であるが、大阪地裁での判決文ならびにこの新聞の記載から事実経過をまとめると表 43 のようになる。髄膜炎の発症は MMR ワクチンによる髄膜炎と考えられ、この点については予防接種後の健康被害として認定もされている。しかし、死亡原因についてはインフルエンザによるライ症候群という診断であり、ワクチンとの関連はほとんど考えられない。

時間的な経過の前後関係は因果関係の必要条件ではあるが、十分条件ではない。「卵を食べたら発疹が出た」という主訴の発疹すべてが卵に原因がある

表44　予防接種関連の死亡記事（タイトルのみ、一部抜粋）

| 新聞社 | 日付 | タイトル |
|---|---|---|
| 朝日夕刊（東京版） | 2003.2. 4 | インフルエンザ予防接種の副作用169人、死亡7人政府答弁 |
| 毎日夕刊（西部版） | 2000.5. 16 | ポリオワクチンの接種後、1歳児が足にマヒ　3歳児は死亡――福岡県が一時中止 |
| 毎日朝刊（大阪版） | 2000.3. 4 | 日本脳炎の予防接種後に死亡　奈良県の女児――厚生省が被害認定 |
| 毎日　地方版/青森 | 1999.7. 30 | はしかワクチンで6歳児が死亡　県内初、予防接種被害と認定――厚生省 |
| 朝日夕刊（西部版） | 1999.5. 15 | 「予防接種原因」国が認定　熊本市の3歳児死亡事故 |
| 読売夕刊（西部版） | 1999.5. 15 | 男児死亡は予防接種が原因　厚生省が逆転認定　熊本の遺族に給付金 |

わけではないことはよく経験するところである。しかし、新聞記事などでは「接種を受けた子どもが死亡した」という記事が散見される。新聞記事について「接種」と「死亡」をキーワードとして検索すると過去10年間で100を超える記事が該当する。そのタイトルの一部を表44に示すが、これだけを見ると「予防接種は副反応が多くて危険」と認識する読者が大勢いても不思議ではない。

これらの一連の報道では、「予防接種を受けた後に健康被害があったという事実を報道しているのであって、因果関係云々については読者が独自に判断すること」というマスコミの姿勢が読み取れる。しかし、因果関係がはっきりしていないにもかかわらず、読者が因果関係を類推するような形で報道するということは、予防接種の安全性を不当に貶めているという点で問題がある。予防接種を担当する医師としては、この因果関係の曖昧さを認識して情報を読み取り、接種を受けようとする子どもの保護者にも説明することが求められる。

## C．医療訴訟に関する報道

予防接種後の健康被害に関する裁判は数多い。その判決が報道されること

表45　医療訴訟に関する報道（タイトルのみ）

| 新聞社 | 日付 | タイトル |
|---|---|---|
| 毎日朝刊（東京版） | 2000.7.20 | 予防接種で障害、国に「5,000万円払え」――東京地裁判決 |
| 朝日夕刊（西部版） | 1998.3.13 | 「いい判決…ごめんね」過失の指摘悔やむ父　予防接種禍訴訟 |
| 読売夕刊（東京版） | 1998.3.13 | インフルエンザ予防接種禍　国に7,160万円支払い命令　福岡地裁判決 |
| 朝日朝刊（東京版） | 1993.8.11 | 未認定者も国に責任　原告側全面勝訴　予防接種禍訴訟で福岡高裁判決 |
| 読売朝刊（東京版） | 1992.12.27 | 予防接種禍　救済制度も見直し　東京高裁判決で丹羽厚相が上告断念を表明 |
| 読売朝刊（東京版） | 1992.12.26 | 予防接種禍　全認定患者を大型救済へ　国、東京高裁判決並み　上告断念固める |

がある。表45にその見出しの一部を示す。国に健康被害の責任を認めるという判決が目立つ。裁判の判決が出たということは判決の確定とは異なりまだ流動的な要素が多いにもかかわらず、下級審の段階から何か画期的な決定がされたかのような記載が目をひく。われわれ医療関係者がすぐに日常診療に参考にするべき内容が判決の趣旨の中に常にあるとは思えない。

医療訴訟における因果関係の認定は、医学的な判断とは異なるために、医療関係者の常識からは乖離することがある。昭和50年10月24日最高裁第二小法廷判決は某損害賠償請求訴訟で「訴訟上の因果関係の立証は、一点の疑義も許されない自然科学的証明ではなく、経験則に照らして全証拠を総合検討し、特定の事実が特定の結果発生を招来した関係を是認しうる高度の蓋然性を証明することであり、その判定は、通常人が疑いを差し挟まない程度に真実性の確信を持ちうるものであることを必要とし、かつ、それで足りる。」と判決文の中で述べており、最近の予防接種に関する訴訟においてもこの「高度の蓋然性」という言葉で接種を接種後の健康被害の因果関係を認定している。

裁判で白黒をつけるという表現があるが、予防接種と予防接種後の健康被害との因果関係を裁判で決することが本当に好ましいことか否かには疑問がある。裁判での判決は裁判官が全部の証拠を元に自ら考えて導き出した結論である。医学的に正しい真実を実証しているのではない。同じ事件について、

1審、2審、3審で異なる判決が出ること自体が自然科学の事実認定と異なることをよく表している。裁判においては、原告と被告とが裁判官が納得できるようにそれぞれの証拠を示すことによって争っている。その証拠とは、対象となった症例のカルテ、臓器の病理所見、すでに論文となった結論や教科書などに書かれていることなどが鑑定人の意見とともに引用されるだけであり、因果関係を立証するための新たな調査や研究が裁判所の主導で実施されることはない。それでありながら判決が確定するとその決定を覆すことはできなくなるとともに、それ以降の裁判の判決を判例という形で縛ることにもなる。

予防接種に関する訴訟での因果関係の立証は、自然科学的説明ではなく高度の蓋然性によって行われる。この論法が変更される可能性はほとんどないので、予防接種後の健康被害は実際の因果関係とは無関係と思えるものも含めて、因果関係が不明であれば予防接種後の健康被害として認定作業が行われている傾向にある。医学的には因果関係が立証できないものであっても、因果関係が不明であることを理由として予防接種後の健康被害としての認定を国が否定した後で訴訟となり、裁判所が「高度の蓋然性」を理由に因果関係を認める可能性がある症例については、はじめから健康被害として認定しているのが現状である。つまり、医療訴訟の影響を受けて、日本の予防接種後健康被害救済制度の認定は、厳密な医学的因果関係をもとめておらず、健康被害の原因として予防接種が関与する可能性が否定できない予防接種後の健康被害を広く救済するようになっている。ただしそのこと自体は悪いことではない。厳密な因果関係を要求すれば、たとえばPCR法がまだ実施できなかった平成元年以前のムンプスワクチンによる髄膜炎のように、未解決でありながら実は因果関係がある健康被害が救済されない危惧がある。高度の蓋然性で予防接種後の健康被害を救済する意義はそこにあるのであって、因果関係をすべてに認めることではない。

ところがこのような状況を無視して、裁判所が認定した予防接種後の健康被害をあたかも因果関係のある健康被害と読み取れるような報道が後を絶たない。予防接種を推進するためには接種後の健康被害を広く救済するという姿勢が必要であるし、その充実も求められるべきであるが、これについてはすべて因果関係を認めているわけではないということを理解した報道をするべきである。予防接種を担当する医師もこの現実をよく理解して、裁判結果について保護者に説明することができるように努力することが望まれる。

2年前の乳児死亡　「ポリオ」接種、被害認定　伊丹市が両親に4300万救済金

◆国「因果関係否定できず」

兵庫県伊丹市は2日、ポリオ（小児マヒ）ワクチンの予防接種を受けて約2週間後に死亡した同市内の0歳の女児について、厚生労働省から「死因と予防接種との因果関係を完全には否定できない」とする認定を受けた、と発表した。ポリオの予防接種によって死亡した疑いがあることを国が認めたもので、全国で7件目。同市は予防接種法の救済措置に基づき、死亡一時金など約4300万円を女児の両親に支給することを決めた。同省は「きわめてまれなケースで、ポリオの予防接種そのものには問題はない」としている。

市や同省によると、女児は2002年5月下旬、市立保健センターでポリオの予防接種を受けた。2日後、下痢や発熱などの症状で入院し、6月初旬に多臓器不全で死亡した。

女児の両親は翌7月、死亡一時金などの給付を市に申請。同省の予防接種健康被害認定部会は「ポリオ特有の手足のマヒがみられず、髄液検査でポリオウイルスが検出されなかった」などとして、接種が原因ではないと判断。2003年5月、不支給が通知された。

これに対し、両親は同7月、再審査請求を申し立て、同省の再審査部会では「他の感染症を示すウイルスが発見されず、接種による死亡を100%否定はできない」とする意見書がまとまり、今年3月、同省が支給すべきだと認定した。

ポリオ接種後の健康被害をめぐっては、2000年5月、福岡県で3歳の女児が死亡、1歳の男児が入院していたことが明らかになった。厚生省（当時）は都道府県に福岡で使用された製造番号のワクチンの使用を見合わせるよう指示し、ポリオの予防接種自体を中止する市町村が相次いだ。同省は同6月にワクチン自体に問題がなかったことを公表、8月末に「対応マニュアル」をまとめ、ポリオ接種が再開された。

厚生労働省結核感染症課は「接種と死亡との因果関係をはっきりとは認められないが、被害者救済に重点をおいて判断した。450万人に1人の割合で副作用が起きるが、きわめて少ない。今後とも予防接種の必要性を訴えていきたい」としている。

＜ポリオ＞

小児マヒとも呼ばれる。ポリオウイルスの感染により発症する。便などを通じて経口で感染。感染者の数%にかぜのような症状が出る。約1%は中枢神経が侵され、運動機能や呼吸にマヒが生じ、後遺症が残る場合がある。国内では1940年代から60年代まで流行、60年には5000人以上の患者が発生した。ワクチン接種で患者は激減し、国内では20年以上、自然感染の報告はない。

**図38　ポリオワクチン後の健康被害　平成16年6月3日（木）大阪読売新聞朝刊**

# D. 認定された健康被害を副反応と混同させる報道

子どもの保護者にとって、子どもが予防接種を受けた後に具合が悪くなったり、何か後遺症が残ったりすることがないかについては、とても関心が高い。想像もしなかった重症な副反応が予防接種にあることを知れば、おそらく子どもに対する接種を躊躇する。少しでも副反応があるならば予防接種はまったく受けないと考える人は少ないであろうが、不安感を解消できる説明を受けることができなければ、保護者は接種に納得・同意はできないであろう。図 38 にポリオワクチン後の健康被害についての新聞記事を引用する。

この記事の中にある「ポリオの予防接種によって死亡した疑いがあることを国が認めたもので、全国で 7 件目」を読めば、保護者の多くはポリオワクチンの副反応で死亡した子どもが 7 人いたと誤解するであろう。裁判の報道の項でも記載したが、予防接種の後に生じた健康被害を救済する目的で 1 つ 1 つの事例を認定しているのであって、この事例がワクチンと因果関係のある副反応であると認定することとは同一ではない。接種後の健康被害を救済する制度は、予防接種を政策として国民に勧めるからには、因果関係の有無については厳密に扱うことなく広く接種後の健康被害を救済することが目的であって、予防接種後の健康被害が予防接種という医療行為のよる副反応であるか否かを決める制度ではない。

常識的に考えれば、予防接種を受けることと疾病や事故の発生とは独立事象であるから、予防接種の後でたまたま別の疾病が発症する可能性は 0 ではない。熱性けいれん、てんかん、原因不明の脳症など、予防接種とは無関係に、ある確率で国内に認められる疾患が、予防接種を受けた後わずかな時間の経過で発症した場合、副反応であるか否かを判断することは困難である。予防接種後に予防接種とは別の疾患が発症し、副反応と区別がつかない状況を紛れ込み事故と表現する。紛れ込み事故と予防接種が原因の副反応とは本来まったく別のものである。ところが、ワクチン接種の後でインフルエンザウイルスによるライ症候群を発症して死亡したような場合でも、ワクチン接種による免疫力の低下が死亡に関わっている可能性があると指摘して、これがワクチン接種と因果関係のある副反応であると考えるように、予防接種後の健康被害がたとえ紛れ込み事故であってもワクチンが関与した可能性を指摘するだけでこれが因果関係のある副反応として情報提供されることがある。実際に健康被害にあわれた方からすれば、健康だった子どもがワクチンを受けて、その後の経過の中で健康が損なわれたことは納得できないものがあるだろうし、その予防接種を受けたことを悔やむ気持ちも心情的には理解できる。しかし、3 種混合ワクチンの接種部位が腫脹するようにほぼ 100％ワクチンが原因による副反応と、ワクチンがわずかに関与している可能性があるかもしれない副反応を同列に扱うことは、接種を担当し保護者に副反応などを説明する医療関係者の立場からすると納得できない。該当する健康被害が死亡や高度障害などの重篤なものであるなら、より慎重に因果関係を究明する必要があると主張することはあっても、誰にでも生じる副反応であると誤解されるような形の報道には疑問を感ずる。

## E．今後のマスコミとの関係について

予防接種を担当する医師の立場から、予防接種に関するマスコミ報道の問題点ばかり記載したが、マスコミが予防接種の普及に大きく寄与していることも事実である。予防接種を積極的に勧める姿勢を明確にした内容の報道に勇気づけられる小児科医は数多い。予防接種は子どもの健康を支援する重要な医療行為である。マスコミの報道を批判するだけでなく、マスコミとともに予防接種の意義や予防接種後の健康被害の状況を正しく国民に理解してもらえるよう医者も努力していかなければならない。実直に熱心に予防接種に専念していれば自らは何も語らずともマスコミはわかってくれるという幻想を捨てて、予防接種を安全に正しく実践している自らの姿勢を主張する意思をもってマスコミと対応してゆくことが、予防接種を担当するすべての医師に求められる。

なお、新聞記事は新聞記事横断検索 G-Search、判例は株式会社 TKC LEX/DB から引用した。

（崎山　弘）

第 4 章

# 予防接種の問題点

## V．新予防接種法での予防接種率について

予防接種率（以下接種率）について執筆を依頼された。接種率にはいろいろあり、各種ワクチンの接種率を実際に調査して得たデータを基に私見を述べる。

### A．予防接種率にはいろいろある

#### 1．予防接種実施率

厚生省の時代から公表されてきた数値で、市区町村が発行する業務報告書の予防接種事業の頁に登場する数値である。1 年間の接種者数を分子とし、基準年齢者数を分母として算出する。接種者が基準年齢前後の年齢層に存在するため、数値が 100％を超えることがある。

#### 2．厚生労働省予防接種研究班の予防接種実施率

分子は 1 と同様であるが、分母は接種予定者である。分母はその年に新規に接種年齢に達した者と前年度以前の未接種者を加算するので、算出された数値は 1 の値より低くなるが、何年も前からの接種漏れ者をすべて加算するのが難点である。

## 3．接種済者率

ある集団の中で、接種を済ませた者が何％いるかを示す数値である。1歳6ヵ月時、3歳時、就学時の健診の際に予防接種歴を調査して算出する。接種済者を分子とし健診受診者を分母とするので、健診未受診者は除外されてしまうが、地域の接種済者が何％かを把握するうえで信頼度は高い。この方法は全数調査であるので、接種台帳を整備し集計を一元的に管理されている市町村でないと実行困難であり、全国的な普及度は残念ながら低い。

## 4．累積接種率と接種完遂率

崎山氏の提唱するもので、ある年齢層の何％が接種を受けているかを示す累積接種率と、ある年齢未満人口の何％が接種を完了しているかを示す接種完遂率を、簡便な方法で算出できるとしている。この方法は全数調査ではなく、標本調査で行えるのが大きな利点であり、全国的に採用されやすい方法と考えられる。

## 5．年齢別接種率

1年間の被接種者を年齢別に分類し、各年齢層の接種済者率を算定している地区もあるようである。

## 6．接種率算定の目的

1と2は行政にとって必要な数値かもしれないが、流行防止の観点からすれば、隔靴掻痒の感じがする数値である。接種完了者は何％かを接種率算定の目的とすべきであり、3または4が普及することを望むものである。

# B．1歳6ヵ月健診受診児の各種ワクチン接種済者率

日本小児科医会公衆衛生委員会では、平成14年4月から15年3月までの1年間、全国各地の自治体で実施されている1歳6ヵ月健診受診児の母子手帳から、児の予防接種歴を調査した。調査方法などの詳細は省略するが、各地の小児科医会および自治体関係課員の協力により得られたものである。

## 1．麻しんワクチン接種済者率

調査地区数78、調査総人数8万2,489名、未接種者数1万4,760名（17.9%）、1回済者数6万7,219名（81.5%）、罹患者数408名（0.5%）、不明102名（0.1%）であった（表46-1）。

地区接種済者率の内訳をみると、最高は94.3%、最低は38.5%で、95%以上の地区は認められなかった（表46-2）。

## 2．BCGワクチン接種済者率

調査地区数68、調査総人数6万6,885名、未接種者数3,501名（5.2%）、1回済者数6万3,333名（94.7%）、不明51名（0.1%）であった（表47-1）。

地区接種済者率の内訳を見ると、最高は99.1%、最低は57.1%で、95%以上の地区は34地区（50.0%）であった（表47-2）。

## 3．ポリオワクチン接種済者率

調査地区数68、調査総人数6万6,735名、未接種者数3,247名（4.9%）、1回接種済者数1万2,452名（18.7%）、2回接種済者数5万814名（76.1%）、不明222名（0.3%）であった（表48-1）。

2回接種済者の地区接種済者率の内訳は、最高は92.6%、最低は44.2%で、95%以上の地区は0であった（表48-2）。

## 4．DPTワクチン接種済者率

調査地区数68、調査総人数6万6,742名、未接種者数5,689名（8.5%）、

1 回接種済者数 2,428 名（3.6%）、2 回接種済者数 3,581 名（5.4%）、3 回接種済者数 5 万 814 名（76.1%）、4 回接種済者数 3,323 名（5.0%）、3 回済者と 4 回済者の合計は 5 万 4,134 名（81.1%）であった（表 49-1）。

3 回＋4 回済者の地区接種済者率の内訳をみると、最高は 97.2%、最低は 0%で、95%以上の地区は 1 地区（1.5%）であった（表 49-2）。

## 5．風しんワクチン接種済者率

調査地区数 69、調査総人数 6 万 7,975 名、未接種者数 3 万 6,428 名（53.6%）、1 回接種済者数 3 万 1,337 名（46.1%）、不明 210 名（0.3%）であった（表 50-1）。

1 回接種済者の地区接種済者率をみると、最高は 77.5%、最低は 0%で、95%以上の地区は認められなかった（表 50-2）。

## 6．この項のまとめ

麻しん、BCG、ポリオ、DPT、風しんワクチン接種済者率をまとめると、麻しん（1 回）81.5%、BCG（1 回）94.7%、ポリオ（2 回）76.1%、DPT（3＋4 回）81.1%、風しん（1 回）46.1%となるが、調査対象地区が都市に偏っているので、全国平均はずっと低いと考えられる。全国の麻しんワクチン接種済者率を 95%以上にするにはなお一層の努力が必要と思われた。

# C．接種済者率の目標値と向上への取組み

## 1．健診時の取組み

麻しん根絶を目指す日本小児科医会は、1 歳児の麻しんワクチン接種済者率を 95%にすることを目標としており、健やか親子運動の目標値も同様である。小児科三者協の「麻しん撲滅に関する要望書」には、1 歳時、3 歳時、就学時の予防接種歴を調査し指導することを提言している。

麻しんワクチン接種は生後 12〜15 ヵ月となったが、実際に何%の児が接種を済ませたかを 1 歳 6 ヵ月健診の際に調査するとともに、未接種者に対する指導を行い未接種者ゼロに向けてのシステムをつくるべきであり、行政、医師会、小児科医会の連携が必要である。さらに、1 歳 6 ヵ月時のみでなく、

JCLS 88002-481

表 46-1　麻しんワクチン接種状況の集計（14.4～15.3）

| 調査地区数 | 調査総人数 | 未接種者数 | 1回接種者数 | 罹患者数 | 不明 |
|---|---|---|---|---|---|
| 78 | 82,489 | 14,760 | 67,219 | 408 | 102 |
| % | 100 | 17.9 | 81.5 | 0.5 | 0.1 |

表 46-2　麻しんワクチンの地区接種済者の内訳（14.4～15.3）

| 調査地区数 | 1回接種済者率 | | | | | | |
|---|---|---|---|---|---|---|---|
| | ＜20% | ＜40% | ＜60% | ＜80% | ＜95% | ≧95% | ≧80% |
| 78 | 0 | 1 | 4 | 36 | 37 | 0 | 37 |
| % | 0 | 1.3 | 6.4 | 46.2 | 47.4 | 0 | 47.4 |

表 47-1　BCG ワクチン接種状況の集計（14.4～15.3）

| 調査地区数 | 調査総人数 | 未接種者数 | 1回済者数 | 不明者 |
|---|---|---|---|---|
| 68 | 66,885 | 3,501 | 63,333 | 51 |
| % | 100 | 5.2 | 94.7 | 0.1 |

表 47-2　BCG ワクチンの地区接種済者率の内訳（14.4～15.3）

| 調査地区数 | 1回接種済者率 | | | | | | |
|---|---|---|---|---|---|---|---|
| | ＜20% | ＜40% | ＜60% | ＜80% | ＜95% | ≧95% | ≦80% |
| 68 | 0 | 0 | 1 | 4 | 29 | 34 | 63 |
| % | 0 | 0 | 1.5 | 5.9 | 42.6 | 50.0 | 92.6 |

表 48-1　ポリオワクチン接種状況の集計（14.4～15.3）

| 調査地区数 | 調査総人数 | 未接種者数 | 1回接種者数 | 2回接種者数 | 不明 |
|---|---|---|---|---|---|
| 68 | 66,735 | 3,247 | 12,452 | 50,814 | 222 |
| % | 100 | 4.9 | 18.7 | 76.1 | 0.3 |

表 48-2　ポリオワクチンの地区接種済者率の内訳（14.4～15.3）

| 調査地区数 | 2回接種済者率 | | | | | | |
|---|---|---|---|---|---|---|---|
| | ＜20% | ＜40% | ＜60% | ＜80% | ＜95% | ≧95% | ≧80% |
| 68 | 1 | 1 | 5 | 44 | 17 | 0 | 17 |
| % | 1.5 | 1.5 | 7.4 | 64.7 | 25.0 | 0 | 25.0 |

**表 49-1　DPT ワクチン接種状況の集計（14.4〜15.3）**

| 調査地区数 | 調査総人数 | 未接種 | 1 回済 | 2 回済 | 3 回済 | 4 回済 | 不明 | 3+4 回済 |
|---|---|---|---|---|---|---|---|---|
| 68 | 66,742 | 5,689 | 2,428 | 3,581 | 50,814 | 3,323 | 82 | 54,134 |
| % | 100 | 8.5 | 3.6 | 5.4 | 76.1 | 5.0 | 0.1 | 81.1 |

**表 49-2　DPT ワクチンの地区接種済者率の内訳（14.4〜15.3）**

| 調査地区数 | 3 回+4 回接種済者率 | | | | | | |
|---|---|---|---|---|---|---|---|
| | ＜20% | ＜40% | ＜60% | ＜80% | ＜95% | ≧95% | ≧80% |
| 68 | 1 | 1 | 4 | 24 | 37 | 1 | 38 |
| % | 1.5 | 1.5 | 5.9 | 35.3 | 54.4 | 1.5 | 55.9 |

**表 50-1　風しんワクチン接種状況の集計（14.4〜15.3）**

| 調査地区数 | 調査総人数 | 未接種者数 | 1 回接種者数 | 不明 |
|---|---|---|---|---|
| 69 | 67,975 | 36,428 | 31,337 | 210 |
| % | 100 | 53.6 | 46.1 | 0.3 |

**表 50-2　風しんワクチンの地区接種済者率の内訳（14.4〜15.3）**

| 調査地区数 | 1 回接種済者率 | | | | | | |
|---|---|---|---|---|---|---|---|
| | ＜20% | ＜40% | ＜60% | ＜80% | ＜95% | ≧95% | ≧80% |
| 69 | 8 | 20 | 33 | 7 | 1 | 0 | 1 |
| % | 11.6 | 29.0 | 47.8 | 10.1 | 1.4 | 0 | 1.4 |

3 歳時、就学時も同様なシステムをつくるべきである。このようなシステムの全国的展開が現在の日本では未構築である。

## 2．その他の取組み

紙面がないので、以下に項目のみを列記する。

① 子ども予防接種週間の実施

② 予防接種の広域化と全国無料化

③ 入学・入園時の予防接種済証明書提出

④ その他

## まとめ

感染症流行阻止の指標である接種率について述べ、日本小児科医会が調査した1歳6ヵ月健診受診児の各種ワクチン接種済者率を報告し、接種済者率は95%が目標であることならびに接種率向上への取組みについて述べた。

### 文　献

1）崎山弘：予防接種率算定方法としての累積接種率と接種完遂率の有効性，外来小児科，4巻，2号，287-197，2001.

2）感染症・予防接種レター（第20号）：感染症の流行と予防，基本再生産数（R0），集団免疫率（H）と予防接種率，小児保健研究，63巻，4号，461-462，2004.

3）吉田忠他：1歳6ヶ月健診受診児の各種ワクチン接種済者率，第51回日本小児保健学会抄録集（盛岡），136頁，2004.

4）吉田忠：麻疹制圧運動について，日本小児科医会会報，23号，131-135，2002.

5）柳沢正義，前川喜平，天野曄：麻疹の予防接種率向上と麻疹撲滅に関する要望書，平成13年7月.

（吉田　忠）

# 索 引

## H



## I



## J



## K

## M



## N



## O



## P

JCLS 88002-481



# R



# S



# T

## 編著者略歴

**加藤　達夫**　Katou Tatsuo
現職：聖マリアンナ医科大学教授（小児科）
聖マリアンナ医科大学横浜市西部病院病院長

1969年慶應義塾大学医学部卒業

専門：小児感染症学，予防接種学

主な著書：小児科学（分担）
必修小児科学（分担）
母子保健マニュアル（分担）
新小児医学大系育児学（分担）
家庭の医学（分担）



改訂版　2006年2月16日
第1版発行　1998年9月1日

**改訂**
**予防接種マニュアル**

（定価はカバーに表示してあります）

〈検印廃止〉

編著　加藤達夫

発行者　服部秀夫
発行所　**株式会社 新興医学出版社**
〒113-0033　東京都文京区本郷6-26-8
電話　03(3816)2853
FAX　03(3816)2895

印刷　三報社印刷株式会社　ISBN4-88002-481-3　郵便振替　00120-8-191625